능동적인 출산

능동적인 출산

발행일	2021년 6월 18일
지은이	자넷 발라스카스Janet Balaskas
옮긴이	정영철, 김영래
펴낸이	손형국
펴낸곳	(주)북랩

편집인	선일영	편집	정두철, 윤성아, 배진용, 김현아, 박준
디자인	이현수, 한수희, 김윤주, 허지혜	제작	박기성, 황동현, 구성우, 권태련
마케팅	김회란, 박진관	진행	박서현

출판등록 2004. 12. 1(제2012-000051호)
주소 서울특별시 금천구 가산디지털 1로 168, 우림라이온스밸리 B동 B113~114호, C동 B101호
홈페이지 www.book.co.kr
전화번호 (02)2026-5777   팩스 (02)2026-5747
ISBN 979-11-6539-030-3 13510 (종이책)

자넷 발라스카 지음 / 정영철, 김영래 옮김

ACTIVE BIRTH

능동적인 출산

THE NEW APPROACH TO GIVING BIRTH NATURALLY

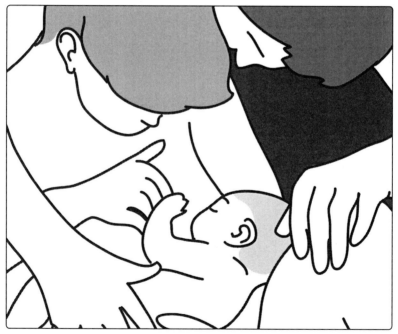

출산 준비부터 출산과 산후 운동까지 자연주의 출산에 대한 핵심 정보 수록

미국에서 1992년 초판 발행된 뒤 전세계에 **'능동적인 출산'** 붐을 일으킨
바로 그 책이 드디어 한국에 상륙했다!

북랩 book Lab

역자 서문

자연주의 출산과 병원 출산은 무엇이 다를까요? 자연주의 출산은 효율을 중시하는 의료진 중심의 출산과 그로 인한 약물이나 처치 위주의 출산에서 벗어나 교과서적이며, 산모와 아기 그리고 가족을 배려하는 출산입니다. 일반 병원 출산과는 크게 3가지 차이가 납니다.

첫째는 교육입니다.
산모와 남편에게 출산에 대한 전반적인 교육을 통해서 출산과 출산 과정에 대해서 이해하고 능동적으로 대처할 수 있도록 해줍니다.

둘째는 환경입니다.
편안하고 프라이빗함이 보장되고 안전한 출산 환경은 출산에서 매우 중요한 요소입니다. 산모와 남편이 최상의 상태에서 출산할 수 있도록 최적의 환경을 제공합니다.

능동적인 출산

셋째는 출산조력자입니다.

순산을 위해서 입원부터 출산 후 안정기까지 오로지 본인만을 위해서 함께해 줄 숙련된 조산사 또는 둘라가 있다는 것입니다. 이들은 여러분들을 잘 이끌어주어 더 편안하게 출산을 하도록 도와줍니다. 물론 친밀감을 유지하기 위해서 35주 이후에 배정되어서 서로 연락하면서 만나게 됩니다.

이와 같이 자연주의 출산은 특별한 조건을 가진 사람들이 하는 것이 아닌 오히려 출산에 두려움이 많은 산모에게 더 필요합니다. 이해를 돕기 위해 예를 든다면 헬스를 할 때 혼자 하는 것보다 코치를 두고 하는 것이 더 쉽고 효율적인 것과 같습니다.

목 차

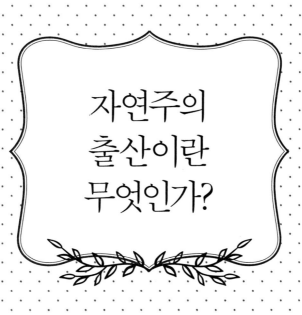

1장

자연주의
출산이란
무엇인가?

지난 300년 동안 현대 산과학이 급속도로 발전하면서 여성은 출산인으로서 영향력을 잃었습니다. 우리는 자연적·생리적 분만이 어떻게 진행되는지 거의 잊게 되었습니다.

자연주의 출산은 새로운 개념의 분만이 아닙니다. 간단히 말해 진통과 출산 시 자신의 본능과 생리적 법칙을 따르는 방법입니다. 이것은 의료인이 주체가 되어 진행되는 기존의 분만을 수동적으로 받아들이는 것이 아닌 여성이 출산의 주체로서 자신의 출산을 직접 조절하는 것입니다.

자연주의 출산을 함으로써 여러분은 출산인, 어머니, 여성으로서 자신의 본능적인 능력을 되찾을 것입니다. 또한 아이의 삶에 있어서 가장 좋은 환경을 제공하고 안전하게 아기를 자궁에서 세상으로 나오게 할 수 있습니다. 특이한 문제나 합병증이 생기는 경우에도 여러분은 최선을 다했으며 이것이 여러분의 결정이고 의료적 조치가 필요했음을 인지하면서 현대 산과적인 돌봄을 받을 수 있습니다. 이런 방법으론 가장 어려운 분만도 긍정적인 경험일 수 있습니다.

임신 중에 자연주의 출산을 준비하면 합병증 발생을 감소시킬 수 있고 회복이 빠릅니다. 만약 자연주의 출산을 원한다면 제1단계에서 서거나, 걷거나, 앉거나, 무릎 꿇거나 편안한 등을 세운 자세를 하고 자유롭게 움직이길 원할 겁니다. 수축간에는 베개로 편안히 지지해서 휴식하는 방법을 알아낼 겁니다. 아이가 태어날 수 있는 2번째 단계에서는 가장 편안하거나 효과적인 등을 세운 자세를 계속 사용할 겁니다. 마지막 출산 시에는 쪼그려 앉거나 무릎 꿇는 자세와 같은 자연적인 만출 자세를 취할 수 있습니다.

자연주의 출산은 본능적입니다. 자신이 원하는 대로 신체를 자유롭게 움직여서 자연스럽게 분만하는 것입니다. 자세를 올바르게 취하는 것은 물론 출산의 자연스러움과 불수의적인 본질을 수용하고 믿는 것입니다. 여러분은 수동적인 환자로 의료진에 의해 통제되고 단순히 질을 통해 아기를 추출해 내는 것이 아닙니다. 이것은 수동적인 '제한'보다 더 편안하고 안전하고 효율적입니다. 진통 시에 능동적인 여성과 수동적으로 누운 자세의 여성들을 비교하는 많은 과학적 연구들이 이를 뒷받침하고 있습니다.

진통 시 혼자 남겨졌을 때 본능적으로 무엇을 해야 할지 알 수 있는 산모도 있겠지만, 대부분은 무엇을 할지 알 수 없기 때문에 교육과 연습을 통해서 가장 적절하고 편안한 자세와 움직임을 취할 수 있도록 해야 합니다. 이 책은 요가를 통해서 건강한 임신과 진통과 출산을 잘 할 수 있도록 하였습니다.

⚘ 분만 자세에 대한 질문 ⚘

많은 산모, 조산사, 간호사, 산과의사, 그리고 분만 교육자가 출산 시 여성의 수동적인 역할에 대해서 의문을 가지고 있습니다. 비판받고 있는 자세 중 하나는 누워있는 자세입니다. 상체를 세운 자세는 산모와 아기 모두에게 더 이롭습니다.

진통 시에 편안한 자세와 움직임은 매우 중요하지만 그동안 의료진에게

서 도외시되었고 관습적인 누워있는 자세는 아무런 의심도 없이 대물려 내려오게 되었습니다.

◦ 현대 서양 산과의 관행 ◦

현대 산과에서는 일반적으로 출산을 질환으로 생각합니다. 대부분의 병원에서는 최근까지 진통 중인 여성을 눕히고, 모니터, 수액, 마취제를 사용합니다. 실제 분만 시에는 분만실로 옮기고 분만대에 올려져 의료진이 편하게 분만 받을 수 있도록 회음 절제나 기계적인 분만 또는 제왕절개를 하게 됩니다.

일반적으로 분만 자세는 병원의 방침에 의해 미리 결정되어 있습니다. 보통 의사의 수련과정에서 누워있는 자세는 당연하게 여겨집니다.

- 진통 중 지속적인 태아 심박, 자궁 수축 그리고 활력징후를 전자 태아 장치로 평가하게 되는데 이 기기가 산모가 누워서 사용하도록 설계되어 있습니다. 태아 곤란증 측정이 목적인 기기가 누운 자세를 요구함으로 인해 태아 곤란증을 유발할 수 있습니다.
- 기존 병원에서는 산모가 누운 자세에서 주기적인 내진을 통해서 진행 상황을 아는 반면 자연주의 출산에서는 분만의 진행을 산모의 행동으로 알기 때문에 내진의 필요성이 줄어듭니다.
- 만약 산모가 처음부터 누워있지 않았다면 진통제나 옥시토신을 필요로 할 가능성이 적습니다.
- 자연주의 출산을 하는 경우 회음절개나 기계적 분만이 거의 필요하지 않습니다.

이런 조치들이 관행적으로 사용될 때 진통과 출산은 산모 자신의 본능으로 조절되는 것이 아닌 잠재적인 병적 상황으로 인식하고 의료진에 의해서 조절되는 것으로 여기게 됩니다.

산모와 아기의 생명을 위협하는 문제가 생겼을 때 현대 산과학은 매우 중요한 역할을 합니다. 그러나 대부분의 진통과 출산에는 합병증이 없습니다. 관행적인 의료의 개입이 기계적 분만과 제왕절개 수술의 증가를 만들어 내고 있습니다.

많은 선진국 병원에서 대부분의 진통이 만들어지고 그에 따라 기계적 분만이나 제왕절개 수술률(30%)이 증가했습니다. 미국에선 제왕절개율이 약 25%로, 20년간 400% 증가했습니다. 일부 병원에서는 제왕절개율이 1/3에 달하고 일부 대형 수련 병원에서는 이 수치가 60%에 가깝습니다.

다른 의료적 조치와 더불어 진통 중인 여성을 눕히게 하는 것은 수술률을 증가시킵니다. 자연적인 진통과 출산 과정에 개입하면 할수록 합병증이 증가하고 의료적 조치와 약물의 사용이 증가합니다. 진통 중인 여성이 움직이지 못하고 눕게 되면 자연스러운 진행은 근본적으로 방해되고 문제가 일어나게 됩니다.

◦ 산과적으로 관리되는 분만의 문제점은 무엇인가? ◦

출산은 보통 수 시간의 진통과 노력, 지구력이 수반될 수 있습니다. 출산은 매우 경이롭고 자연스럽습니다. 여러분은 아이의 출산과 관련해서 약간의 공포와 불안감이 있을 겁니다.

많은 여성에겐 고통 없고, 아무 힘이 안 드는 출산이 처음엔 매력적으로 보일 것입니다. 그러나 모든 의료적인 산과적 조치는 산모와 아기에게 부작용이 있을 수 있습니다. 그러므로 꼭 필요한 경우에 사용해야 합니다.

우리는 1960년대부터 구토를 가라앉히거나, 진통을 유도하거나, 통증을 완화시키거나 마취를 하는 등 산모에게 주는 모든 약물이 태반을 통과하고 자궁 속 아이의 환경을 변화시켜 수 초 또는 수 분 내 아기의 순환계와 뇌에 들어간다는 것을 알고 있습니다. 많은 여성에게 설명했던 것과는 달리 경막외마취(epidural)에 흔히 쓰이는 국소마취제도 포함됩니다. 이 약물은 소량씩 아이에게 건너가 작지만 측정할 수 있을 정도의 신경행동학적 변화를 일으킵니다.

아이의 중추신경계는 임신 마지막 단계, 분만 중이나 유아기에도 급속도로 형성되어 발달해서 출산 시와 이후에 사용한 약물에 민감합니다. 탈리도마이드(Thalidomide)[1] 비극만 보더라도 이런 약물의 안전성 검사가 종종 충분치 않다는 것을 알 수 있습니다. 물론, 약물에 대한 아이의 취약성은 각자 다르고 실제 필요한 경우에 약물을 신중하게 최소한으로 사용하면 효과적이라는 것도 압니다. 그러나 산전 클리닉과 병원에선 산모에게 그러한 약물을 사용함으로써 발생할 수 있는 위험이나 부작용에 대해선 거의 알리지 않아 위험성이 없다고 생각하게 됩니다.

진통과 분만에서 가장 광범위하게 사용되는 약물과 일반적인 부작용에 대해 살펴보겠습니다.

---

1) 탈리도마이드(Thalidomide): 다발성 골수종 및 한센병 환자의 치료에 사용되는 약물. 1950년대 후반~1960년대 초반 임산부의 입덧 치료제로 사용된 약물로, 이를 복용한 임산부에게서 사지결손 해표지증의 기형아가 출생하여 5,000~6,000명이 사망했다.

능동적인 출산

༄ 통증 완화(Promise of pain relief) ༄

༄ 마약성 진통제(narcotics)

이중 가장 잘 알려진 약물은 데메롤입니다. 통증을 없애기 위해 사용되는 이런 약물은 일반적으로 근육 주사를 하게 됩니다.

일부 여성은 약물이 진통을 좀 더 견딜 수 있게 한다고도 하고 일부 여성은 그렇지 않다고도 합니다. 이 약물은 산모에게 구역, 어지럼증과 같은 부작용이 있을 수 있고 산모의 호흡을 느리게 하여 산소 공급을 감소시킵니다. 산모의 구역을 감소시키기 위해 이런 약물은 종종 진정제와 섞게 되는데 진정제 또한 태아의 혈액으로 들어가 태아에 영향을 미칩니다.

데메롤이나 그와 비슷한 약물이 아기의 호흡을 저하시킵니다. 의료인이 출산 전에 충분히 약물의 영향이 없어지도록 투여량과 시간을 조절하고 마약성 진통제의 영향을 없앨 수 있는 약물을 준비해 놓지만, 때론 아기에게 소생술을 시행해야만 합니다.

이런 약물 극미량이 출생 후 아기의 순환계에 남아 자궁 밖 환경에 적응하는 것에 더해 약물을 해독해야 하는 부담을 얻게 됩니다. 극미량이 수 주 동안 아이의 체내에 머무르기 때문에 아이의 빨기 반사(흡철 반사, sucking reflex)를 억제하고 모유 수유와 산모-아기 간의 애착관계를 형성하는 데 영향을 미칠 수 있습니다.

🦠 경막외마취(epidural anesthesia)

이것은 국소마취제를 척추 하부 허리뼈 사이의 경막외 공간에 주사하는 것을 부르는 말입니다. 통증 자극을 막아 허리에서 허벅지나 발가락까지 무감각해지게 됩니다.

경막외마취에 사용되는 약물이 데메롤처럼 아이에게 영향을 주지는 않지만 우리는 수 분 후에 아이의 순환계와 뇌조직으로 들어간다는 것을 알고 있습니다. 세계적으로 이런 종류의 진통 방법이 널리 사용되고 있음에도 불구하고 아이의 신경계 발달에 미치는 즉각적이고 장기적인 영향은 비교적 알려지지 않았으며 연구가 심각하게 되어있지 않습니다.

산모에 대한 부작용으로 출산 후 심한 두통 같은 것이 때론 발생하고 산모 혈압 강하가 흔하게 발생합니다.

경막외마취는 산과적 조치가 필요할 가능성을 증가시킵니다. 만약 산모가 움직이지 않고 누워있다면 수축이 덜 효과적이기 마련입니다. 진통 기간은 훨씬 길며 촉진제를 사용하게 될 수도 있습니다.

이런 모든 요소가 자궁으로의 혈액 공급을 감소시키는 데 일조하기 때문에 태아 곤란증이 생길 가능성이 커집니다. 때로 골반 근육이 이완되어 아이가 정상적인 방향으로 돌아가는 것을 도울 수 없게 됩니다.

또한, 경막외마취는 산모가 자연적으로 아이를 밀어낼 수 있는 능력을 억제하고 기계적 분만이나 제왕절개의 확률을 증가시킵니다.

산모가 조산사의 도움으로 자연주의 출산을 하는 북런던의 가든 호스피털(Garden Hospital)에서는 겸자(forceps) 사용 비율이 5%를 거의 넘지 않고 약물은 피할 수 없는 고통(distress)이 발생했거나 생명을 구할 때만 사용합니다. 도리스 헤어(Doris Haire)에 따르면 경막외마취가 표준인 미국 병원들에선 겸자분만(forceps delivery) 발생률이 65%에 달하기도 합니다.

겸자분만은 산모와 아이 모두에게 트라우마를 줄 수 있으며 아이에게 가끔 부상을 입히기도 합니다.

때로 무통이 꼭 필요할 수 있으나 동반되는 위험성 때문에 장점과 비교해 보는 것이 중요합니다. 때때로 수 시간 동안의 편안함의 대가가 아기에게 안 좋은 영향을 미치거나 출산 합병증을 일으킬 수 있습니다. 길게 보면 통증을 감소시키는 효과적이고 무해한 방법인 여러분의 신체를 이용하거나 따뜻한 목욕이나 샤워, 자연스러운 방법을 먼저 사용하는 하는 것이 좋지 않을까요? 만약 경막외마취가 진짜 필요하다면 최대한 낮은 용량을 사용해야 합니다.

분만 유도하기(stimulating labor)

🦠 피토신(Pitocin)

이 약물은 진통을 유도하거나 강하게 하기 위해 사용됩니다. 강력한 합성호르몬으로 피토신은 산모의 팔에 있는 정맥으로 주입됩니다.

보통 자궁이 수축할 때 혈액을 태반으로 운반하는 혈관도 일시적으로 수축합니다. 수축 시 혈액은 아기에게 지속적으로 공급되기 위해 태반에 보관됩니다. 수축이 피토신에 의해 유도되면 정상 진통보다 수축이 더 길고, 강하게 되는 경향이 있습니다. 그러므로 수축의 길이가 보통보다 길어서 태아에게 산소 공급이 전반적으로 감소하고 태아 곤란증의 가능성이 높습니다. 도리스 헤어(Doris Haire)는 이 상황을 "아기를 물속에 빠뜨렸다가 수면까지 올라와 숨을 헐떡이게만 하고 호흡은 하지 않게 하는 것"에 비유합니다.

출산 후 황달 발생률은 유도분만 산모에서 더 높다고 생각됩니다.

추가적으로 보통 촉진제의 사용이 시작되자마자 강한 수축이 시작되기 때문에 정상 진통에서처럼 점진적인 강도의 증가가 없습니다. 이것은 산모에게 진통제를 필요하게 합니다. 또한 이런 위험 요소가 존재하면 지속적인 태아 감시가 필요하게 됩니다.

연구 결과를 보면 예정일이 지났을 때 통상적으로 유도분만을 하는 것은 장점이 없다고 합니다. 유도분만을 실패하게 되면 흔히 제왕절개를 하게 됩니다.

이런 옵션을 최후의 방법으로 남겨두고, 수축을 자극할 수 있게 자세를 바꾸거나 산모가 자신의 자연적인 호르몬을 분비할 수 있게 분만 환경을 개선하는 법을 찾아야 합니다.

산과학 이전의 분만

지난 역사를 보면 출산에 있어서 다양한 자세와 함께 무릎 꿇기(kneeling), 스쿼트(쪼그려 앉기, squatting), 서 있기(standing), 앉기(sitting) 자세와 같은 상체를 세운 자세가 널리 사용되었습니다.

수천 년 전 출산 시의 자세가 기록된 것은 다음과 같습니다. 기원전 천년 페르시아의 루리스탄(Persia Luristan)에서 발굴한 실버 핀을 보면 스쿼트(squatting) 자세를 하는 산모가 새겨져 있습니다. 기원전 5750년, 현재 터키인 차탈회위크(Catal Huyuk)에서 발굴한 점토 동상의 잔여물을 보면 실버 핀에 새겨져있는 모습과 같은 자세로 여신이 아이를 낳는 모습이고 멕시코에서 발견된 아즈텍 시대의 8과 1/2인치 다산 조각상(stone fertility figure)도 같습니다. 현재 동부 아칸소주, 연대 미상 콜럼버스 이전(pre-Columbian) 총묘 축조인의 한 유물은 손을 허벅지에 놓고 스쿼트(squatting)를 하는 여성을 보여줍니다. "분만하다"라는 뜻의 이집트 상형문자는 산모가 스쿼트(squatting)를 하는 모습을 형상화한 것입니다. 북이집트 나일강 유역 마을인 콤 옴보(Kom Ombo)의 신전에는 여성이 무릎 꿇은 자세에서 분만하는 모습이 새겨져 있습니다.

기원전 500년에 만든 것으로 추정되는 스파르타의 대리석 조각에서도 같은 자세에서 분만하는 모습이 나타나 있습니다. 고대 중국과 일본은 관례적으로 거적 위에서 무릎 꿇은 자세로 분만하였습니다. 비록 고대 시대에 분만을 표현한 것 대부분은 아기가 나오면서 취하는 자세를 보여주지만, 진통에 사용된 자세도 추적할 수 있습니다.

구약성서 출애굽기 1:16에 다음의 말씀이 있습니다. "이르되 너희는 히브리 여인을 위하여 해산을 도울 때에 그 출산 의자를 살펴서…" 한 코린트식 꽃병은 말발굽 모양 좌석이 있는 의자에 앉아있는 분만 중인 여성을 보여줍니다. 초기 그리스 양각과 로마 대리석에선 2명의 보조자가 지지하며 여성이 분만의자에서 분만하는 것을 보여줍니다. 서기 2세기 초에 합병증 없는 분만에서 소라누스는 분만의자를 추천하였고, 그 이후의 많은 저술가도 마찬가지였습니다. 그는 "이발소 의자에 있는 것과 비슷한 부분이 있지만 아이가 통과하여 떨어질 초승달 모양의 구멍이 있는"이라고 표현했습니다. 첫 분만의자는 돌이나 나무였고, 이것이 시간이 흐르면서 다양한 장치가 있는 복잡하고, 조절 가능한 의자로 발전하였습니다.

분만하는 고대 여성은 상체를 세운 자세로 표현되고 있고 조산사가 아기를 받는 동안 보통 1명 이상의 참여자가 도와줍니다.

분만의자에서 침대로 그리고 분만대로

서양에선, 분만의자가 18세기 중반까지 조산사에게 필수적인 장비였습니다. 가난한 사람 사이에서는 서로 빌려 사용했고, 부유한 가정은 그들 소유의 분만의자가 있었습니다. 부유층의 분만의자는 조각이 있었고 보석을 사용해 장식되어 있었습니다. 16세기의 네덜란드, 독일, 프랑스 그림을 보면 분만의자를 광범위하게 사용했음을 알 수 있고 같은 시기 중국도 마찬가지였습니다. 현재에도, 일부 이집트 여성은 분만의자를 사용합니다.

최초로 분만 시 누워있는 자세를 주장한 사람은 아리스토텔레스입니다. 그가 쓴 『경험이 풍부한 조산사』라는 책에서(기원전 350년), 그는 "침대를 주문해야 하고, 분만할 준비가 된 여성은 그 위에 똑바로 누워서 몸이 편안한 자세를 취해야 한다. 머리와 가슴이 약간 올라가 있어 눕는 것과 앉는 것의 사이에 있어야 한다."라고 말합니다. 그러나, 다른 고전 작가는 상체를 세운 자세를 추천했습니다.

17세기 초에 프랑스에서, 챔벌렌(Chamberlen)이라는 이름의 형제가 겸자분만을 발명했습니다. 겸자분만을 하기에 가장 좋은 방법은 여성을 눕히는 것입니다. 누워있는 자세에서 분만하는 것은 특히 루이 14세의 정부였던 몽테스팡 부인(Madame de Montespan)이 그녀의 연인이 커튼 뒤에서 볼 수 있도록 누워서 분만을 한 후부터 더욱더 견고히 자리 잡게 되었습니다. 같은 세기에, 프랑수아 모리스(Francois Mauriceau)는 프랑스 산과학의 주요 인물이 되었습니다. 그는 분만의자의 사용을 경멸하였고, 아리스토텔레스를 따라, 침대에 똑바로 누운 자세에서의 분만을 옹호하였습니다. 분만실에서 조산사를 의사가 대체하고 겸자분만이 인기를 끌면서, 분만의자가 사라지게 되었습니다. 이러하여 18세기에는 분만의자는 사라지게 됩니다.

19세기에 영국의 빅토리아 여왕은 아기를 분만하는 동안 클로로폼을 처음으로 사용하게 됩니다. 마취제를 사용한 분만은 등이나 옆으로 눕는 자세를 취하게 됩니다. 이런 시술을 하는 사람들은 자세 선택의 여지가 없어졌고, 진통의 대부분을 침대에서 보내고 분만 시에는 분만 테이블에 누울 수밖에 없는 상황에 이릅니다.

분만의자는 19, 20세기의 침대와 분만 테이블로 대체되었습니다. 등을 대고 누운 이 자세는 여성을 수동적으로 만들었고, 이것은 의료진에게는 좋은 시야를 제공했지만 중력과 상체를 세운 자세에서 자연적이고 본능적으로 출산하는 자연주의 출산에는 반하는 것이었습니다.

꒰ 민족학적 증거 ꒱

전통적인 사회에서 여성은 자신의 관습과 본능에 따라 다양한 분만 자세를 취했습니다. 40여 개의 자세가 기록되었고, 이들에 대해 많은 논의가 되었습니다. 많은 여성이 스쿼트 자세를 하거나, 무릎 꿇거나, 서 있거나, 기대거나, 앉거나 엎드립니다. 그리고 진통의 단계와 난산 시에 자신의 자세를 변화시킵니다. 1883년에 쓰인 책『원시인들의 분만』의 저자 엥겔만 (G. J. Engelmann) 박사는 다양한 민족이 사용한 여러 진통과 분만 자세에 대해 처음으로 조사한 사람입니다. 그는 4개의 주된 자세가 스쿼트, 무릎 꿇기(네발 자세와 무릎-가슴 자세), 서기, 반쯤 눕기라는 것을 발견했습니다. 어떤 사회를 조사하든—아프리카, 아메리카, 아시아, 또는 그 이외—엄청나게 다양한 도움 방법과 함께 상체를 세운 자세가 우세하였습니다. 현재 전 세계 대부분 여성은 아직 상체를 세운 자세 또는 웅크린 자세로 지지받으면서 진통과 분만을 합니다. 그러나 이 수치는 개발도상국에서 전통적인 방식이 없어지고 현대 병원이 생기면서 급격히 감소하는 추세입니다.

최근 연구

전 세계의 연구자가 정상 생리적 분만을 연구하기 시작했습니다. 상체를 세운 자세의 생리적 장점에 대해 기록된 증거가 많이 남아 있습니다. 여성이 앉아서 분만하게 되면 중력이 분만에 적용됩니다. 실제로 분만을 할 때 눕는 자세에서 스쿼트 자세로 바꾸면 산도의 횡단면이 30%까지 증가할 수 있다는 것이 1930년대에 방사선 촬영으로 확인되었습니다. 그리고 스캇과 커가 누운 자세를 했을 때 허리에 만삭 자궁의 무게가 눌리는 것에 대한 단점을 입증한 지 30년이 흘렀습니다. 여성이 똑바로 누울 때, 수축하는 자궁의 무게가 심장의 대혈관과 심장으로 향하는 대정맥을 압박하여 태반 혈류를 감소시킵니다. 이것은 분만에 관련 있는 사람이라면 무시해선 안 되는 임상적인 사실입니다.

가장 최근의 연구는 진통 중 여성이 돌아다니고 상체를 세운 자세를 유지하는 것이 확실히 좋다는 것을 밝혀냈습니다. 소수의 연구자도 진통 시 능동적이고 상체를 세운 자세를 사용하는 것에 문제가 없다고 결론지었습니다.

이 연구에서는 대조군과 실험군을 비교하였는데 대조군은 침대에 계속 누워있거나 누운 자세를 하도록 하였고, 실험군은 상체를 세운 자세—앉기, 스쿼트, 무릎 꿇기 또는 걷기—를 취하도록 하였습니다. 또 다른 연구는 더 설득력이 있는데 진통 제1, 2기 중 30분마다 2가지 자세를—수평적 또는 상체를 세운 자세—번갈아 취하도록 하였습니다. 연구를 통해서 우리는 상체를 세운 자세가 진통과 분만을 원활하게 하는 긍정적인 결과를 보게되었습니다.

1970년대에는 세계 여러 곳에서 그와 같은 연구가 진행되었습니다. 1977년에 버밍햄(잉글랜드) 산부인과 병원에서 진행된 연구는 진통 중 걸어 다닌 여성과 누운 여성을 비교하는 연구가 이루어졌는데요. 연구 결과

능동적인 출산

걸어 다닌 그룹이 누운 그룹보다 진통 시간이 짧아지며, 진통제 필요성은 훨씬 감소하고, 선천성 심장 기형의 발생률까지 낮아지는 것을 확인할 수 있었습니다. 또한 걸어 다닌 그룹의 여성들은 자궁 수축으로 인한 통증이 더 적게 느꼈고 상체를 세운 자세에서 더 편안하다고 느낀다는 것을 알게 되었습니다. 이를 통해 연구자들은 진통 중 걷는 것이 많은 도움이 되며 초기부터 권장되어야 한다고 결론지었습니다.

미국, 라틴 아메리카 등 다른 곳에서 진행된 연구는 진통 중인 여성이 상체를 세운 자세로 움직일 때 다음과 같은 장점이 뒤따른다고 확인하였습니다.

- 자궁 수축이 더 강하게 나타났습니다(누웠을 때보다 더 강력함).
- 자궁 수축이 더 규칙적이고 잦게 나타났습니다.
- 자궁경부가 더 효율적으로 열렸습니다.
- 여성은 수축 사이에 더 완전히 이완할 수 있었습니다.
- 수축 사이의 휴식기에 아기 머리가 자궁경부에 가하는 압력이 지속적으로 커졌습니다.
- 진통의 제1, 2기가 더 짧게 나타났습니다(일부 연구에서는 상체를 세운 자세 그룹이 40% 넘게 짧았습니다).
- 편안하고 스트레스와 통증을 덜 느껴, 진통제를 덜 필요로 했습니다.
- 진통 중 태아곤란증의 발생률이 더 낮았고, 신생아의 상태가 일반적으로 더 좋았습니다.
- 진통에 일조하는 느낌이 들었고 장비와 연결되어 누워 있으면서 겪는 지루함과 불편함에서 해방되었다고 느꼈습니다.

단지 자세만 바뀌었는데도 이와 같은 결과가 나왔습니다.

❦ 자연주의 출산이 더 나은가? ❦

여성이 움직이고 상체를 세운 자세를 취할 때, 진통과 분만을 더 쉽게 할 수 있다는 사실을 어떻게 설명할 수 있을까요? 최근 연구에 의하면 다음과 같은 장점이 있습니다.

1. 중력이 자궁수축과 아기가 내려오는 것을 돕습니다. 어떤 물체라도 평행하게 미끄러지는 것보다 지구 표면으로 떨어지는 것이 더 쉽기 때문에, 분만에서도 태아를 평행하게 밀어낼 때보다 중력의 힘을 받아 밀어낼 때 여러 가지 장점이 있습니다. 실제로 서 있기, 스쿼트, 또는 무릎 꿇기와 같은 상체를 세운 자세에선, 아기가 아래를 향하는 중력의 힘과 조화를 이루지만 산모가 누우면, 아이를 내보내는 데 더 큰 노력과 힘이 들게 됩니다. 산모는 아이가 '오르막'에 밀려 오르도록 더 강하게 죄어야 하고, 이는 겸자분만[2]의 가능성을 증가시킵니다. 잉글랜드 브리스톨에 위치한 사우스메드(Southmead) 병원의 피터 던 박사는 진통 시 누운 자세에 대해 다음과 같이 서술하였습니다. "그 어떤 동물도 그와 같이 중요하고 중대한 일에 그처럼 불합리한 자세는 취하지 않습니다."

2. 자궁의 드라이브 각도(태아 척추의 장축과 산모의 척추의 장축이 이루는 각도)가 산모가 상체를 세운 자세에서 더 크기 때문에, 자궁에서 요구하는 노력이 더 작습니다. 자궁은 수축할 때 앞으로 기우는 경향이 있습니다. 상체를 세운 자세에선 산모가 앞으로 숙일 수 있어 자궁이 저항 없이 일할 수 있게 도울 수 있는 반면, 눕거나 뒤로 젖힌다면 자궁이 수축 중에 앞으로 기울이려고 할 때 중력에 의해 뒤로 잡아당겨지기 때문에

---

2) 겸자분만: 쇠로 만들어진 기구인 겸자(鉗子, forceps)를 이용해 아기가 잘 나오지 못할 때 머리를 잡아서 잡아당겨주는 분만

자궁이 더 많은 일을 해야 합니다. 중력에 반하여 작용하는 근육은 더 쉽게 지치고 아플 수 있기 때문에 앞으로 숙이는 자세는 통증과 진통제 필요를 감소시키는 효율적인 방법입니다.

3. 아기의 머리가 산모의 골반으로 들어가는 것은 산모가 상체를 세운 자세일 때 가장 쉽습니다. 상체를 세우면 골반이 앞쪽을 향하고 아래 골반이 아래쪽을 향하기 때문에 아기가 산도를 따라 내려가는 데 최적의 각도를 제공합니다.

4. 아기의 머리가 자궁경부에 직접 작용하는 것도 산모가 상체를 세운 자세일 때 도움을 받습니다. 수축마다 태아는 자궁경부를 향해 내려오는 경향이 있습니다. 수축 사이에 산모가 상체를 세운 자세에서 휴식을 취할 때, 아기의 체중과 산모의 복부 내용물의 무게로 자궁경부가 받는 압박이 지속되게 됩니다. 이것은 더 효율적이고 빠른 자궁경부의 개대[3]가 일어나도록 합니다.

5. 태반 혈액순환이 개선되어 태아에게 산소 공급이 더 잘됩니다. 등을 대고 눕는 자세는 척추를 따라 복부 주요 혈관을 압박합니다. 이때 심장의 대동맥(하행 대동맥)이 압박되면 자궁과 태반 주변 혈액순환을 저해하여 태아곤란증을 일으킬 수 있습니다. 또한 심장으로 가는 대정맥(하대정맥, inferior vena cava)이 압박되면 돌아오는 혈액의 흐름을 막아 저혈압과 모체 출혈의 원인이 됩니다.

6. 골반강[4]과 자궁으로 가는 골반신경은 척추 아랫부분에서 나와 엉치뼈를 통해 골반으로 들어갑니다. 산모가 똑바로 눕지 않는다면, 이 신경에 직접적인 압박이 없어 통증을 덜 느낍니다. 엉치뼈에 무게를 올린다면, 신경이 눌려 통증이 증가할 것입니다.

---

3) 자궁경부의 개대: 자궁경부가 열리는 상태
4) 골반강: 골반의 내강

7. 임신 중 호르몬은 골반 관절의 인대를 연하게 하여 관절을 더 유연하게 합니다. 산모가 출산 시 상체를 세운 자세를 하면, 골반 관절이 자유롭게 늘어나 하강하는 아두[5]의 모양에 맞출 수 있습니다. 산모가 스쿼트하면, 엉치뼈가 자유롭게 움직여 세미리클라이닝(semireclining)과 같이 산모의 체중이 직접적으로 아래골반문에 전해질 때보다 아래골반문의 앞쪽(anterior-interior) 지름을 30%까지 넓힐 수 있습니다. 엉치뼈와 꼬리뼈관절 또한 임신 중 유연한 상태가 되는데. 분만 중 뒤쪽으로 밀려나와 아이가 나올 때 아래 골반을 넓히도록 도와줍니다. 하지만 당연히 산모가 꼬리뼈로 앉아있다면 이것은 불가능합니다.

8. 산모가 제2기에 상체를 세운 자세를 한다면 아두가 두덩활(pubic arch)[6] 밑으로 통과하고 목이 뒤로 신전[7]할 때 아이의 경추에 직접 압박이 감소합니다. 아직 연구가 되어있진 않지만, 경험 있는 부모와 분만 참여자들은 능동적으로 태어난 아이가 출산 바로 후에 목의 가눔이 더 좋은 것을 볼 것입니다. 이것은 수유를 위한 '포유반사[8]'를 촉진하고 출산 후 운동발달을 강화할 것입니다.

9. 상체를 세운 자세는 산후 감염이나 출혈의 위험을 감소시키고 태반의 성공적이고 자연적인 분리를 촉진하기 때문에 탯줄을 당겨 태반 만출을 도울 필요가 없습니다.

10. 산모가 상체를 세운 자세를 하면, 출산 후 자궁 내 수액이 더 쉽게 빠져나가 감염의 위험이 적어지고 수액이 '고이는 현상'이 일어나지 않습니다.

11. 산모가 상체를 세운 자세에 있으면, 회음부 조직이 고르게 확장되어 열상의 위험을 감소시킵니다. 때문에 자연주의 출산에서는 회음절개술이

---

5) 아두: 아기의 머리
6) 두덩활: 여성 골반에서 좌우 치골이 만드는 각(=치골궁)
7) 신전: 늘려지고 펴지는 것
8) 포유반사: 손을 쓰지 않고 입으로 엄마의 유방을 찾는 원시반사

거의 필요하지 않습니다. 그러나 산모가 반쯤 눕거나 반쯤 앉은 자세는 아두가 직접적으로 회음부로 하강하여 움직이지 못하고 늘어날 수가 없습니다. 이 상황은 산모가 절석위 자세(lithotomy position)[9]에 있으면 더 악화되며, 이 자세는 다리를 보통보다 더 크게 벌려 회음절개술의 가능성을 높입니다.

골반이 넓어질 수 있도록 쪼그리고 앉아줍니다.

팔을 뒤로 놓고 기대는 자세로 앉아 골반을 앞으로 보내봅니다. 쪼그려 앉은 자세보다 골반이 좁아지는 것 이 느낄 수 있어요.

등에 쿠션을 대고 누워보세요. 누운 자세에서는 골반 입구가 좁아 집니다.

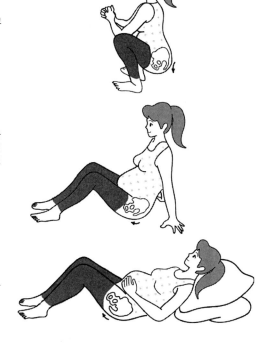

---

9) 절석위 자세(lithotomy position): 누워서 다리를 올리는 자세로 생식기 검사와 수술 및 분만 시 이용되는 체위

ꬃ 연구 결과의 영향 ꬃ

여러 나라에서 진통과 출산 중에 상체 세운 자세를 적극 권장하고 있습니다. 자세의 변화가 수축의 강도와 효율성을 증가시키는 데 도움이 되기 때문에 진통 초기에는 일어나서 걷도록 하는 것이 합병증이 없을 때 가장 합리적이고 좋은 방법입니다. 일어서고 걷고 앉고 무릎 꿇고 스쿼트 자세를 취하면 자궁이 태아에게 압력을 주고 자궁경부에까지 최종적으로 전달되게 됩니다. 여성의 본능은 출산할 때 움직이도록 지시합니다. 산모는 자신의 감정, 편안함, 필요성을 따라가야 합니다. 신체적 움직임을 자유롭게 해서 쉽고 편안하고 이완이 잘 되는 적합한 자세를 찾아야 합니다. 진통하는 여성은 자신에게 가장 효과적이고 효율적이며, 편안한 자세를 찾게 될 것입니다. 본능에 따라 자세를 계속 바꾸는 것은 산모에게 꼭 필요합니다. 장래에 엄마가 될 여성은 임신, 진통과 출산 그리고 아기의 성장과 발달에 대한 지식뿐만 아니라 충분한 신체적 준비가 필요합니다. 출산 전에 미리 연습을 통해 여러 상체를 세운 자세에 익숙해져 편안함을 느끼고 진통 중에 취하는 각 자세의 효과가 무엇인지 알아두면 분만에 많은 도움이 됩니다. 임신 중 중요한 것은 자기 자신의 몸에 대한 믿음과 자신감을 증가시키는 것, 출산과 육아에 대한 본능적 능력을 발견하는 것입니다. 임신과 출산에서는 몸과 마음의 준비, 자신감이 매우 중요합니다.

❦ 분만에 이상적인 자세? ❧

진통 중 자세를 자유롭게 바꿀 수 있는 것은 매우 중요합니다. 어떤 여성도 진통 내내 한 가지 자세로 있기를 원하진 않을 것입니다. 분만 자세 중에서 스쿼트 자세가 자연의 법칙을 가장 잘 이용할 수 있어 '생리적 자세'라고 부르기도 합니다. 스쿼트자세는 대정맥이나 대동맥에 압박을 줄이고 골반을 완전히 열어주는 자세로 생리적으로 효과적인 자세입니다. 특히 서포티드 스쿼팅(Supported squatting)은 아기가 태어나는 제2기의 끝에 효율적입니다. 스쿼트 자세는 다음의 효과가 있습니다.

- 골반을 최대로 열어주는 효과
- 최소한의 근육 사용
- 회음부의 최적의 이완
- 태아에게 최적은 산소 공급
- 중력을 이용하는 가장 효율적인 하강 각도

서포티드 스탠딩 스쿼트(Supported standing squat)는 질식 둔위 분만에도 가장 유용한 자세로 여겨집니다. 중력의 도움을 최대화하여, 배꼽과 머리의 분만 사이 간극을 감소시켜주기 때문입니다.

또 효과적인 것은 고양이 자세(네발 자세)입니다. 네발 자세일 때는 아기가 골반 안에서 더 쉽게 회전할 수 있어 아기가 하늘을 보고 있거나 분만이 매우 빠를 때 특히 유용합니다.

최근 연구에 의하면 어떤 산모도 산전에 스쿼트, 무릎 꿇기, 웅크리기 또는 네발 자세를 쉽고 편안하게 할 수 있게 연습하지 않습니다. 충분한 연습이 출산을 쉽게 만듭니다.

이상적인 임산부 돌봄?

1960년부터 프랑스 피티비에(Pithiveirs)에 있는 종합병원 산부인과 닥터 오당과 그 직원들은 진통 중인 여성에게 본능에 따라 걷거나 편안한 자세를 취하도록 하고 진통과 출산을 훨씬 더 쉽게 할 수 있도록 중력을 이용한 자세를 개발했습니다. 닥터 오당의 목표는 임신과 출산을 '탈의료화'하는 것이었습니다. 때문에 프랑스 법에 의해 산전 방문은 최소 4회로 제한되어 있지만 정기적인 비공식 노래 동아리에 참여하도록 하여 분만 전 산모와 친숙해지도록 하였습니다. 산전 요가수업도 또한 병원에서 열었습니다. 미셸 오당의 출산에 대한 생각은 일반적인 병원 출산과는 많이 달랐습니다. 출산은 정상적인 생리적 과정으로 방해받아서는 안 된다는 것이었습니다. 또한, 신체적·사회적 환경도 달랐습니다. 분만실은 병원 환경이 아닌 집 같은 분위기였습니다.

이 병원에서는 매년 약 1,000회의 분만이 진행됩니다. 전문적인 돌봄은 닥터 오당과 6명의 조산사가 책임집니다. 조산사는 2명씩 짝을 지어 일합니다. 한 조는 48시간 연속으로 근무하고 4일간 오프입니다. 산모는 입원 동안 자신의 방이 주어지고, 규칙은 거의 없습니다. 진통이 진행되면 산모는 분만실로 걸어가고 분만실에는 낮은 침대와 많은 베개, 그리고 목재 스쿼트 기구가 있습니다. 산모는 분만실에서 원하는 대로 하고 자세를 계속 바꾸도록 교육받습니다. 산모는 걸을 수도 있고, 분만의자에 앉거나, 손과 무릎을 대고 엎드리거나, 스쿼트하거나 그리고 남편이나 조산사에게 기대어 신체적 도움을 받을 수 있습니다. 원한다면, 진통에서 물은 중요한 보조로 여겨지기 때문에 따뜻한 목욕을 하거나 작은 풀에서 이완할 수도 있습니다.

진통 중에는 촉진제나 진통제와 같은 약물이나 제왕절개, 회음절개, 흡입분만과 같은 산과적 기술은 특수한 경우에만 사용됩니다. 양막[10]은 인공적으로 터뜨리지 않습니다. 전자적 태아 심박 모니터링은 아예 사용되지 않으며 질 검사도 최소한으로 합니다.

대부분의 여성은 출산 시에 상체를 세운 자세, 보통 서포티드 스쿼트(supported squat)를 취하지만 일부는 분만의자나 낮은 바닥에서 출산하기도 하고, 일부는 물속에서 출산합니다. 또한 적절한 서포티드 스쿼트(supported squat)를 취해 만출 반사를 방해하지 않는다면 불필요한 회음부 열상, 회음절개술은 최소화할 수 있습니다.

이 출산에서는 출산, 아기 목욕, 태반 만출이 끝나면 산모는 남편과 아기와 함께 자신의 방으로 걸어 돌아갑니다.

피티비에(Pithiviers)의 출산실로 입원할 때 산모는 점검을 받지 않습니다. 그러나 피티비에(Pithiviers)의 주산기 사망률은 1962년부터 1982년까지 매년 프랑스 평균보다 낮았고, 출산센터의 제한적인 의료개입에도 불구하고 모성사망은 없었습니다. 실제로 과거 제왕절개 또는 둔위분만으로 '고위험군'으로 분류되어 질식분만을 다른 곳에서 하지 못해 특별히 온 사람들도 있습니다.

1982년부터 1983년 피티비에출산 데이터

	N	Percentage
전에 수술한 기왕력이 있는 여성	66	3.6
출산 후에 제왕절개 한 기왕력이 있는 여성	36	2.0
수술(제왕절개 수술)	125	6.9
주산기 사망	14	0.8
기계분만 기왕력	89	4.9
회음부절개 기왕력	106	5.8
태반용수박리	16	0.9
아기가 큰 병원으로 옮겨진 기왕력	27	1.5

---

10) 양막: 태아를 둘러싸고 있는 얇은 막으로 임신 중 태아를 보호함

미셸 오당이 말하길 피티비에(Pithiviers)의 출산센터는 자연적인, 생리적인 출산 과정을 방해하지 않는 이상적인 환경이라고 했습니다. 편안하고 집 같은 분만실과 병원 분만의 안전성도 갖추고 있습니다. 또한 스태프가 진통 중인 여성의 본능적인 행동들을 관찰하고 이해하기 때문에 대부분 병원에서의 불만스러운 통제나 제한이 없으며 산모는 자신의 어머니를 진통과 출산 중에 지속적으로 만날 수 있습니다. 경험을 공유하고 싶은 남편은 산모를 돕습니다. 여성이 자유롭게 움직이고 편안하게 느끼는 자세를 취한다면 출산 중에 약물과 의료조치는 거의 필요하지 않았습니다.

미셸 오당은 현재 런던에서 가정분만을 하고 있습니다. 그는 집은 여성이 생리적으로 호르몬이 최대 효율을 낼 수 있는 환경을 갖출 수 있다고 주장합니다. 이런 선구적인 출산센터 중 하나는 북런던의 가든(Garden) 병원으로 집 같은 병원 환경에서 자연주의 출산을 하고 있습니다. 산모는 이 책에 나와 있는 방법을 사용하여 출산을 준비하고, 조산사, 산과의사와 매주 친목회를 하고 요가 수업을 합니다. 그들은 또한 산전 방문을 할 때마다 출산실도 방문합니다. 진통 중에 여성은 본능적으로 행동할 수 있는 자유가 있고 친숙하고 뛰어난 조산사 팀의 도움이 있습니다. 진통제는 원하는 사람은 자유롭게 이용할 수 있으나 대부분의 산모가 사용하지 않습니다. 깊은 풀도 진통과 분만 중 사용 가능합니다. 가든 병원 최근 데이터를 보면 매우 낮은 산과적 의료개입을 보입니다(표 참고).

가든 병원의 316명 출생 자료(1990)

	N	Percentage
초산부	142	44.9
분만 진통 출산	228	72.2
수중출산	67	21.2
이전의 수술기왕력	18	5.7
ABAC	9	2.8

능동적인 출산

둔위분만	11	3.5
주산기사망	1	0.3
수중진통	194	61.4
유도분만	11	3.5
유도분만	23	7.3
진통제 사용 후 진통 경감	1	0.3
무통마취	55	17.4
전신마취	14	4.4
제왕절개술	43	13.6
겸자분만	20	6.3
회음절개	22	7.0
태반수기박리	1	0.3

이렇게 피티비에(Pithivers)와 가든 병원에서 많은 여성이 안전하게 자연주의 출산을 경험한 것처럼 모든 곳의 여성에게 가능해야 하지 않을까요?

℘ 여러분의 책임 ℘

만약 자유롭게 움직이고 상체를 세운 자세를 취하는 것이 옳다고 생각되고 이러한 자연주의 출산을 하고 싶다면, 몸과 마음을 준비하고 자연주의 출산을 해줄 수 있는 의료진을 만나야 합니다. 영국, 유럽, 북미, 남미, 호주, 뉴질랜드 일부 지역에서 자연주의 출산을 실행하고 가르쳐 주는 의료진이 늘고 있습니다. 이들은 약물 없이, 회음절개 없이, 열상 없이 자연주의 출산을 경험하였습니다.

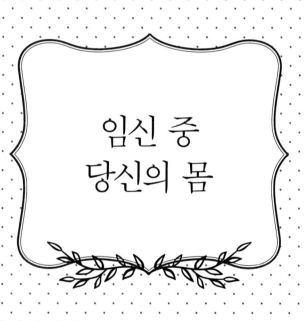

2장

임신 중
당신의 몸

골반장기

　여러분의 자궁은 복강 내 깊은 곳에 위치하고 있으며 방광과 직장 사이에 있습니다. 이 세 가지를 골반장기라고 부릅니다. 여러분의 복강은 횡격막에서 시작해 골반 바닥의 근육까지 이어집니다. 임신 전에 여러분의 자궁은 작고 속이 비어있는 장기로 서양배를 거꾸로 한 모양에 약 8㎝×5㎝×3㎝ 크기입니다. 윗부분인 자궁저에서 2개의 좁은 관인 난관이 양쪽으로 이어지고 이 관은 손가락 모양의 돌기인 난관채로 끝나게 되는데 이것은 여러분의 양쪽 난소를 둘러싸고 배란 후 성숙한 난자를 채취하게 됩니다. 자궁의 아랫부분 입구는 자궁경부라 합니다. 자궁경부는 약 3.8cm 길이로 진통 중에 열려 아이가 태어날 수 있게 합니다. 임신 중에는 자궁경부는 닫혀있고 점액마개(mucous plug)[11] 로 막혀 있습니다. 자궁은 임신과 분만에 관련한 주요 장기입니다. 여러분의 아기는 난관 팽대부에서 수정되고 자궁강에 착상되어 적당한 시점에 질을 통해 외부세계로 배출됩니다.

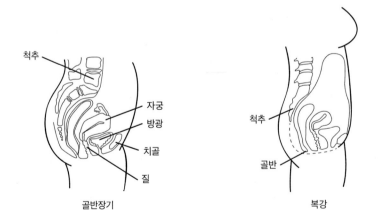

골반장기　　　　　　　　　복강

---

11)　점액마개: 임신 기간 중 자궁경부를 막고 있는 마개와 같은 덩이. 막달에 자궁경부로부터 떨어져 나오며 이러한 현상을 '이슬'이라고 표현함

임신의 평균 기간은 마지막 생리의 첫째 날부터 40주라고 생각됩니다. 이 시기에 여러분의 자궁은 약 30×23×23cm로 크기가 증가하며, 무게가 99g에서 만삭에는 900g을 넘게 되고 양수량이 1.25cc에서 약 710cc까지 증가합니다.

임신의 첫 16주 동안은 호르몬에 의해 조직이 증가하면서 자궁의 크기가 커지고 골반의 보호를 받게 됩니다. 이후 빠르면 16주 정도에 아이가 자궁 내에서 움직이는 것을 느끼기 시작할 것입니다.

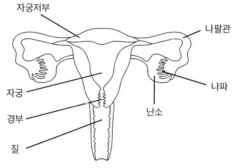

The maternal organs

약 20주에는 자궁의 성장은 거의 끝나고 그때부터 성장하는 아이에 의해 근육 섬유가 늘어나면서 자궁이 확장되게 됩니다. 임신의 마지막에는 자궁의 아랫부분이 가장 많이 늘어나게 됩니다. 자궁벽이 얇아지고 임신 후반기에는 외부에서 태아의 몸을 느낄 수 있습니다. 태아가 성장하면서 여러분의 자궁은 더 타원형이 되고 복부로 올라가게 됩니다. 자궁이 커지면서 위치도 변하게 됩니다. 12주에 자궁의 윗부분은 골반 바로 위에 위치합니다. 16주가 되면 자궁 윗부분은 배꼽에서 골반 중간 위치에 있고 20주에 배꼽에 도달합니다. 36주에는 자궁의 윗부분이 횡격막 바로 아래에 위치하며, 마지막 3주 동안 아이가 분만을 위한 위치로 자리 잡으면서 약간 하강합니다.

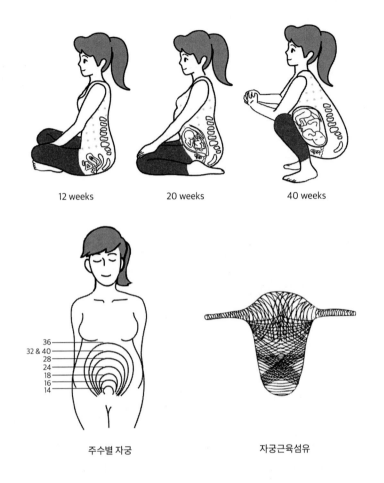

12 weeks   20 weeks   40 weeks

36
32 & 40
28
24
18
16
14

주수별 자궁   자궁근육섬유

　여러분의 자궁 근육은 세로, 사선, 원형으로 주행하는 근육으로 이루어
져 있습니다. 임신 중에 아기는 배꼽에서 탯줄을 통해 태반으로 연결되어
있고 태반은 자궁벽에 붙어있습니다. 태반에서 나온 혈액은 아기에게 영
양분과 산소를 공급하고 아이의 노폐물은 다시 혈액을 통해서 태반으로
보내집니다. 태반은 보통 자궁의 위 뒷부분에 위치하지만 때로는 자궁벽
의 앞쪽이나 아래쪽에 위치하기도 합니다. 자궁경부가 태반으로 덮이지
않는다면 태반이 어디에 위치해도 문제는 없습니다. 탯줄은 3개의 혈관으

로 이루어져 있으며 1개의 정맥이 산소가 포함된 혈액을 아기에게 공급하고 2개의 동맥은 아기에게서 이산화탄소가 포함된 혈액을 태반으로 운반하는 역할을 합니다.

여러분의 아기는 독립적인 순환계가 있어 혈액이 탯줄을 통해 전신을 순환하고 다시 탯줄을 통해 태반으로 돌아오게 됩니다. 출산 후에 여러분의 아기가 독립적으로 호흡할 때 태반은 더 이상 필요 없기 때문에 자궁벽에서 분리되고 자궁경부를 통해 나오게 됩니다. 태반은 아기의 약 1/6 정도 크기로 2개의 막으로 덮여있고 간의 큰 조각처럼 보입니다. 펼쳐서 관찰할 경우 태반은 혈관이 나무의 뿌리처럼 발달된 것을 볼 수 있습니다.

양막은 여러분의 아기, 태반, 탯줄을 감싸게 됩니다. 양막은 약 900cc의 양수를 포함하고 있으며, 이 양수는 충격이나 감염으로부터 아기를 보호하고 여러분의 몸에서 시속적으로 보충됩니다. 만삭 시 자궁의 주된 기능은 속을 비워내는 것입니다. 진통 중에 자궁은 일정한 간격으로 수축하고 점진적으로 자궁경부를 열어 아기가 나올 수 있게 합니다. 자궁경부가 열리게 되면 자궁은 더 강력하게 수축하면서 아이와 태반, 양막 등 자궁의 모든 내용물을 내보내기 시작합니다. 그 후 출산이 끝나면 자궁수축 호르몬에 의해 자궁이 수축하게 됩니다. 자궁은 점진적으로 원래 모양과 크기로 줄어들고 출산 6주 후 원래대로 돌아올 것입니다. 이때 모유수유를 하게 되면 자궁수축 호르몬의 분비가 활발해져 더 빠른 수축을 보이기도 합니다.

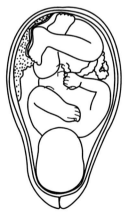

만삭의 아기 모습

❧ 골반뼈 ❧

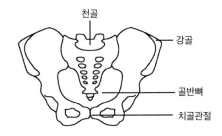

여성의 골반을
위, 측면, 뒤에서 본 모습

천골

강골

골반뼈

치골관절

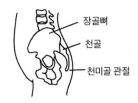

장골뼈

천골

천미골 관절

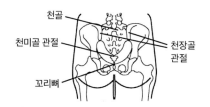

천골

천미골 관절

천장골
관절

꼬리뼈

여러분의 골반은 아기가 태어나면서 지나가는 통로로 분만과 가장 직접
적으로 관련된 신체 부위입니다. 다음 장에서 추천하는 운동을 규칙적으로
연습하면 임신 중에 관절을 부드럽게 하는 호르몬이 분비되어 자연적인 유
연성을 최대화하고 분만하는 데 최적의 몸을 만들 수 있습니다.

다음을 해봅시다.

1. 바닥에 무릎을 꿇고 바깥에서 여러분의 골반을 살펴보세요. 여러분의 손
   을 엉덩이에 위치시키고(a) 여러분의 엉덩이 옆 부분에 두 개의 엉덩뼈 능
   선(장골릉, iliac crest)을 찾으세요. 그리고 엄지손가락으로 곡선형의 가장자
   리를 따라 등까지 돌아가세요. 앞으로는 여러분의 치골, 뒤로는 엉치뼈 그
   리고 꼬리뼈가 느껴질 것입니다.

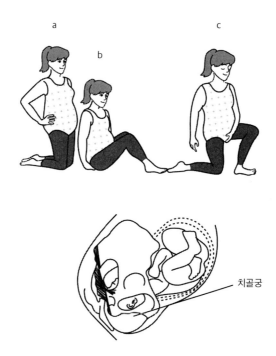

치골궁

2. 손 위에 앉아 양옆 두 개의 엉덩이뼈(buttock)를 느껴보세요(b).

3. 무릎을 꿇고 한쪽 다리를 들어 한쪽 무릎 꿇기, 한쪽 쪼그려 앉기 자세를 해보세요. 곡선이 엉덩뼈(iliac) 아래 엉치뼈(sacrum)에서부터 이어지는 것을 느껴보고 여러분의 치골(pubic angle)을 느껴보세요. 여러분의 아이의 머리는 태어나면서 치골(pubic angle) 아래로 지나갈 것입니다(c).

여러분의 골반은 안쪽에서 바라보았을 때 진통 중 아이의 머리가 잘 지나갈 수 있도록 곡선형의 깔때기 모양을 하고 있습니다. 여성 골반을 보면 그림과 같이 위로는 아이의 머리가 진입하게 되는 위골반문과 아래로는 아이 머리가 지나가는 아래 골반문이 있습니다.

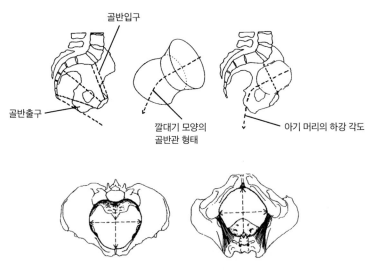

골반 입구 (왼쪽) 및 출구 (오른쪽)

골반에는 치골 관절(pubic joint), 2개의 천장 관절(sacroiliac joint), 엉치꼬리 관절(천미골 관절, sacrococcygeal joint) 4개의 주요 관절이 있습니다.

앞쪽의 치골 관절은 진통 시 아이의 머리를 내보내기 위한 공간으로 1.25cm까지 열릴 수 있습니다. 두 개의 천장 관절은 뒤쪽에 위치하며 골반 통로의 넓이를 증가시키고 아이 머리가 골반을 지나면서 하강하는 아이 머리의 모양에 맞추게 됩니다. 마지막으로 엉치꼬리 관절은 여러분의 꼬리뼈와 엉치뼈 사이에 있습니다. 이 관절은 임신 중에 느슨하게 되어 아기가 태어날 때 꼬리뼈가 비켜줄 수 있게 합니다. 여러분이 스쿼팅(squatting)이나 엎드린(all-four) 자세에서 상반신을 앞으로 굽히면 엉치뼈와 꼬리뼈가 들려 아래 골반문이 열리고 확장됩니다. 몸을 뒤로 젖힐 경우나 등을 대고 누우면 아래 골반문이 30%까지 좁아집니다. 이것은 눕는 자세가 출산하는 데 최악의 자세인 이유 중 하나입니다.

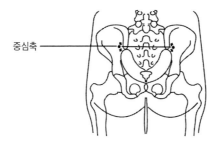

중심축

뒤에서 본 천골관절

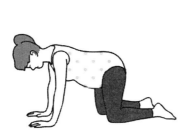

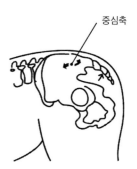

중심축

엎드린 자세에서는 천골이 올라가고
골반 출구가 넓어집니다.

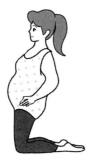

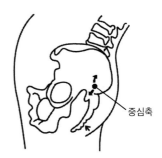

중심축

뒤로 기대면 천골이 안으로 들어가고
골반 출구가 좁아집니다.

✿ 골반인대와 근육 ✿

골반 관절은 인대에 의해 연결됩니다. 근육은 뼈에 붙어 수축과 이완을 통해 관절의 움직임을 일으킵니다. 골반 근육에는 뒤쪽으로 엉덩이, 척추, 상체를 지지해주는 엉덩이 근육이 있는데 골반의 아래에 위치하며 골반 문을 둘러싸는 공간에 붙어서 골반바닥을 형성하는 근육입니다. 이 근육 은 항문, 질, 요도를 8자 형태로 감싸고 있으며 여러분의 골반과 복부의 모든 내용물을 지지합니다. 출산 시에는 아기가 이곳을 통과하게 되므로 이 근육은 임신과 출산에서 매우 중요하다고 할 수 있습니다. 자궁 자체 는 강력한 근육입니다. 자궁은 골반뼈에 강한 인대로 연결되어 있고 또 하부에서 골반바닥 근육에 의해 지지됩니다. 골반에 붙는 다른 근육은 복부, 등, 다리 근육이 있습니다. 여러분의 골반은 상체의 무게를 지지하 고 분산하며 자궁과 성장하는 태아를 보호하고 지지합니다.

임신 중 골반이 똑바르게 기울어지는 것이 좋은 자세이고 태아의 안전 한 출산을 하는 데 결정적입니다. 임신 중 운동은 골반과 신체의 모든 주 요 관절에 집중해야 합니다.

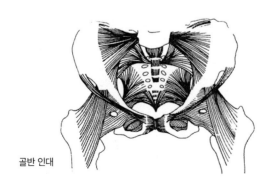

골반 인대

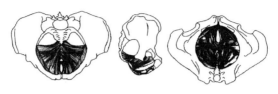

위 (왼쪽),　　측면 (중앙),　　아래 (오른쪽)에서 본 골반저

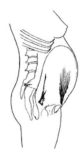

골반에 강한 인대가 부착되어 있는
자궁 만기

ꗃ 척추 ꗃ

여러분의 척추는 아래 치골 또는 꼬리뼈에서부터 시작되는 척추로 구성
되어 있습니다. 융합된 척추뼈로 형성된 엉치뼈를 포함합니다. 척추는 등
하부에서부터 첫 번째 척추로 시작하며 등을 쭉 따라 작은 척추뼈로 이어
져 목을 형성하고 머리를 지지합니다. 척추뼈 사이의 관절은 연골이라고
하며 충격을 흡수하고 척추가 움직일 수 있도록 해줍니다.

여러분의 척추는 자연적인 곡선으로 인해 다양한 범위의 움직임이 가능
합니다. 건강한 척추는 뒤쪽이나 앞쪽으로 굽힐 수 있으며 비틀거나 좌우
로도 움직일 수 있습니다. 그리고 이런 동작을 혼합해서 동시에 할 수도
있습니다. 여러분의 척추는 골격의 중심 기둥으로 여러분의 머리뿐만이
아닌 내부 장기, 갈비뼈, 폐도 지지합니다. 척수를 내장하고 있기 때문에

여러분의 자율신경계를 지지하는 구조이며 움직임을 제어하고 여러분 몸 무게의 균형을 유지합니다. 여러분의 척추는 잠든 상태에도 항상 활동적입니다.

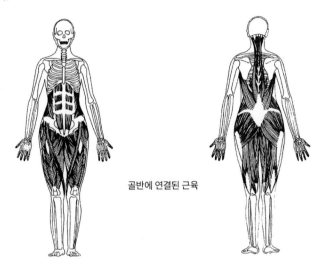

골반에 연결된 근육

임신 중에 여러분의 척추는 커지는 자궁과 내용물의 무게를 지탱해야 합니다. 태아가 성장하면 척추의 자연적인 곡선은 몸 앞쪽에 추가적인 무게를 지탱하게 됩니다. 이 무게의 대부분은 여러분 등 하부에 의해 지탱이 됩니다. 등 하부는 여러분의 상체의 무게가 골반을 통해 다리와 발로 전이되는 곳입니다. 출산 후엔 여러분의 척추가 정상적인 곡선을 되찾고 아기가 독립적으로 걸을 수 있을 때까지 아기를 안고 다니도록 적응해야 할 것입니다.

건강한 척추는 필요성에 의해 쉽게 적응할 수 있습니다. 그러나, 종종 척추가 불균형하거나 유연성이 부족한 경우 임신으로 인한 요통이 발생할 수 있습니다. 다음 장의 운동을 규칙적으로 연습한다면 요통을 덜어주거나 최소화하고 척추를 강화하고 유연성을 유지하는 데 도움이 될 것입니다.

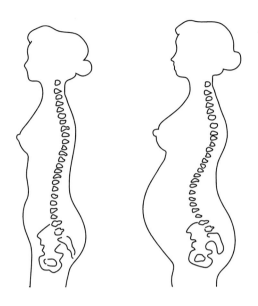

척추의 역한은 자궁의 무게가 증가함에 따라 변한다.

◦ 심장과 폐 ◦

임신 중엔 여러분의 몸뿐만 아니라 자궁과 태반에 충분한 혈액이 공급되고 배출될 수 있도록 여러분의 체액과 혈액량이 상당히 증가하게 됩니다. 심장이 더 열심히 일하게 되고 여러분의 호흡 또한 변화하게 됩니다. 아기에게 영양을 충분히 공급하고 임신을 유지하기 위해서 여러분의 온몸이 평상시보다 더 열심히 일하게 됩니다.

임신이 진행되면서 여러분은 추가적인 무게를 부담하기 때문에 평소처럼 운동하고 힘을 쓰는 것이 더 어렵게 됩니다. 분만과 육아가 남아있기 때문에 유연성과 힘을 유지하거나 향상시키는 것이 중요합니다. 격렬하지 않고 적절한 운동이 여러분의 심혈관계를 최적으로 유지하고 호흡을 제대로 해 산소가 풍부한 혈액이 태아로 갈 수 있도록 할 것입니다.

여러분이 괜찮다면 하던 운동을 계속하도록 합니다. 그렇지만 딱딱한 공이 아이에게 손상을 입힐 수 있으니 공을 사용하는 운동은 피하도록 합니다. 걷기, 댄스, 사이클은 모두 괜찮습니다. 수영은 특히 유익합니다. 평영을 하면서 깊은 호흡을 해봅시다(4장 참고).

임신 중에 성관계와 이로 인한 오르가슴은 아기에게 해를 끼치지 않으므로 걱정하지 않아도 됩니다. 배가 부담되지 않도록 엎드리기(all fours), 무릎-가슴 자세(슬흉위, knee-chest position), 나란히 눕기(lying side by side)와 같은 체위를 사용하도록 합니다.

❧ 건강한 임신 ❧

임신부의 신체는 임신으로 인한 신체적·감정적 변화를 수용할 수 있도록 잘 설계되어 있습니다. 균형 잡히고 영양이 풍부한 음식을 먹으며 꾸준히 운동하고 감정에 충실한 것은 여러분의 신체적·감정적 건강에 도움이 될 것입니다.

그러나 요통, 경련, 변비, 불면, 속 쓰림 같은 불편함은 임신 중에 매우 흔합니다. 이런 문제는 더 심각한 문제로 발전하기 전에 보통 좋아지거나, 운동이나 대체요법을 통해 치료할 수 있습니다.

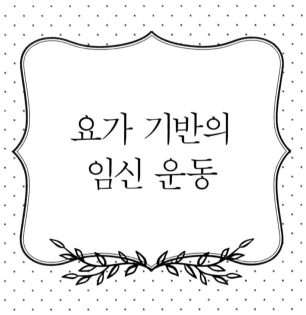

3장

요가 기반의
임신 운동

임신 기간 동안 여러분의 몸은 매우 큰 생리적 변화를 겪게 됩니다. 여러분과 자라나는 아이를 위해서 숨 쉬고, 소화하고, 배설하게 됩니다.

　임신 초기에는 호르몬의 변화로 인해서 신체적·정신적인 변화를 겪게 되고 평소와는 다른 피로나 메스꺼움을 느끼게 됩니다. 임신 중기에는 안정감과 활력을 찾게 됩니다. 이때부터 운동을 해야 합니다. 마지막 몇 개월간은 여러분의 몸이 추가적인 무게에 적응할 수 있도록 척추를 보호하고 강화시키는 운동을 해야 하며 진통, 분만, 육아를 준비해야 합니다.

　이번 장에 나오는 운동의 대부분은 하타요가에서 파생된 운동으로 임신 중 유연성을 증가시키는 데 좋습니다. 일부는 몸의 특정 근육군을 강화시키고 스트레스를 예방합니다.

　하타요가는 구석기시대 유럽에서 유래된 고대 운동으로 인도에서 개발되었고 현재는 전 세계에서 널리 수행되고 있습니다. 이것은 몸과 마음을 진정시키는 운동입니다. 요가를 바르게 수행하면 신체를 항상 지배하는 중력과 여러분 몸이 조화로운 균형을 이루어 호흡만으로 몸에 긴장을 완화하고 근육을 이완시킬 수 있습니다.

　이전 장에서 우리는 분만에서 신체와 중력이 조화롭게 위치할 때 최적이 된다는 것을 배웠습니다. 이 장에서는 신체 감각을 기를 수 있는 요가를 배워볼 것입니다. 요가는 분만에 대한 자신감과 믿음을 주어 진통할 때 여러분을 이끌 수 있습니다. 여러분은 자신의 본능을 받아들이고 분만을 힘들게 하는 두려움과 긴장을 놓아버릴 수 있어야 합니다. 변화를 받아들여야 분만에서 나타나는 강렬한 감각을 견디기에 쉬워집니다. 가장 진통이 강할 때 호흡에 집중하면 자신을 진정시킬 수 있을 겁니다.

요가는 임신과 분만의 변화에 원활하게 맞춰갈 수 있도록 도와줄 것입니다. 요가는 자신의 내면에 대한 인식을 증가시키고 태아의 존재에 대한 인식 또한 증가시켜 줍니다. 요가 연습 중 자신 내면의 침묵을 경험할 때 태아와 강한 유대감에 대한 자각이 커질 것입니다. 이런 자각은 임신 내내 태아와의 무의식적인 커뮤니케이션을 강화시킬 것입니다. 여기 운동이 여러분 몸을 통해 일어나고 있는 기적에 대해 더 인식하도록 하여 앞으로 장래에 아이를 사랑하고 키울 수 있도록 준비시켜줄 것입니다.

୧ 요가는 어떤 원리인가요? ୨

요가는 몸이 낼 수 있는 자연적인 운동 범위를 회복시켜주고 중력과 조화를 이루어 체력을 유지하는 데 도움을 줄 수 있는 운동입니다.

자세가 나쁘면 신체가 틀어지고 상체에 긴장을 주어 상체를 무겁게 만듭니다. 스트레스는 근육과 골격에 통증을 유발하고 정신적인 혼란을 주게 됩니다. 굽은 어깨, 굽은 등, 척추 뒤틀림, 돌출된 턱, 짧아진 경추, 뻣뻣한 다리와 같은 증상이 흔하게 나타나고 있습니다. 앉아서 일하며 움직임이 적은 라이프스타일, 자연과 단절된 삶을 사는 현대인들에게 어쩌면 당연한 결과입니다. 현대인들 대부분은 불필요한 긴장을 인식하지 못한 채 짊어지고 살기 때문에 근육과 관절이 항상 긴장된 경우가 많습니다.

요가는 신체 긴장을 풀 수 있는 좋은 방법입니다. 여러분의 지면 위에서 몸이 어떻게 지지가 되고 있는지 인지하도록 합니다. 예를 들어, 서 있는 경우 뿌리내린 나무처럼 체중이 발꿈치를 통해 바닥으로 내려가는 것을 느낍니다. 앉아 있는 경우 체중이 좌골로 내려가 골반이 무겁고 척추의 아랫부분이 릴랙스되는 것을 느낄 수 있을 것입니다. 이 느낌은 여러분에게 육체적 그리고 심리적인 안정감을 줄 것입니다. 안정된 자세를 통해, 목, 어깨 그리고 등 상부가 충분히 지지가 되어 몸이 가볍고 자유로운 상태를 느낄 것입니다. 여러분의 몸이 지면에 안정되게 받쳐질수록, 몸은 더 이완되고 안정될 것입니다.

여러분이 안정된 자세를 취했다고 생각한다면 다음 단계는 호흡 리듬에 집중하는 것입니다. 호흡을 통해 우리는 마음을 고요하게 하고 의식과 내면을 향해 집중할 수 있을 것입니다. 들숨은 가볍다는 느낌이 아래에서부터 위로 올라와서 척추를 릴랙스 시켜주고, 날숨은 정신적으로 중력과 함께 여러분이 지지받고 있는 밑을 향해 내뱉는 법을 배울 것입니다. 실제로 시도해보기 전에는 혼란스럽고 이상하게 들릴 수 있지만 약간의 연습을 통해 자세의 균형을 잘 잡을 수 있게 되면 자연스럽게 호흡이 일어나는 것을 느끼기 시작할 것입니다.

요가는 단순히 자세를 배우는 것만이 아닙니다. 요가의 본질은 호흡과 내면에 집중하며 균형 있는 자세를 잡고 몸에 균형을 이루는 방식을 재발견하는 것입니다. 요가로 자신의 중심을 잡으면 여러분은 아름다운 자세를 되찾고 긴장, 통증, 불안으로부터 자유로울 수 있습니다. 이것은 특히 임신과 진통에 많은 도움이 되고 분만하면서도 계속적으로 도움 될 것입니다. 이전에 요가를 해본 적이 없다면 처음 시작할 때는 어려울 수 있지만 꾸준히 한다면 좋아질 것입니다.

일부 요가 자세는 동작을 조합해 신체 여러 부위에 영향을 줘서 요가의 역학을 이해하기 어렵다고 생각할 수 있지만 앞으로 숙이는 간단한 자세로도 요가 기반 운동의 근본적인 역학이 어떻게 작용하는지 이해할 수 있습니다.

앞으로 숙이는 자세는 자세 운동(positional exercise)으로 다리 뒤편의 햄스트링 근육의 수동적인 이완을 돕습니다. 이 자세에서는 고관절이 경첩 역할을 합니다. 몸을 숙이면서 몸통의 무게가 앞으로 떨어져 햄스트링의 저항에 도달할 때까지 중력으로 인해 아래로 당겨집니다. 그렇게 되면 상체의 무게가 중력의 작용으로 햄스트링이 스트레칭되고 쭉 늘려지게 됩니다.

이것을 해보세요.

1. 발을 30㎝ 간격으로 서로 평행하게 하여 똑바로 섭니다. 숨을 내쉬면서 여러분의 발이 제대로 지지됨을 느낄 때까지 여러분의 체중이 발꿈치에 놓이도록 합니다. 등 뒤로 손을 깍지 낍니다.
2. 이제 무릎을 굽히지 말고 손은 등 뒤에 척추는 똑바로 유지하며 히프에서부터 앞으로 몸을 숙입니다.
3. 호흡을 깊게 하며 잠시 멈췄다가 천천히 올라옵니다.

이 동작을 통해 다리 뒤편 근육이 늘어나면서 스트레칭 되는 느낌이 들었을 겁니다. 우리는 생활 속에서 앞으로 숙이는 자세를 할 일이 거의 없습니다. 때문에 다리 뒤편의 햄스트링 근육이 점차 짧아져 앞으로 숙이는 것을 제한하게 됩니다. 만약 이 자세가 고통스러웠다면 햄스트링 근육이 많이 짧아져 있는 상태입니다. 우리의 몸은 자연적으로 배와 가슴이 허벅지에 완전히 닿고 손바닥도 앞쪽 바닥에 닿아서 마치 잭나이프처럼 접히도록 설계되었습니다. 물론 임신이 진행되었다면 다리를 벌려 배를 위한 공간을 만들어줘야 가능합니다. 이 자세에서 여러분의 발은 단단히 지지가 되어있고 중력이 레버처럼 여러분의 몸통을 엉덩이로부터 앞으로 당기게 됩니다. 몸의 앞쪽이 수축하고 햄스트링 근육이 늘어나는 동안 척추는 완전히 신전(lengthen)되어야 합니다. 동작을 더 쉽게 할 수 있을 때까지는 연습을 통해 자세를 유지하고 깊은 호흡을 합니다. 척추를 이완하고 다리에 느껴지는 긴장이 해소될 겁니다.

여러분이 다른 동작을 해보면 만성적인 긴장이 몸 전체에 일정량 존재하여 특정 부위가 다른 부위보다 영향을 더 미친다는 것을 발견할 것입니다. 더 릴랙스되고 유연해질 수 있는 가장 효과적인 방법은 우리가 자연적으로 하도록 설계되었으나 방치했던 동작을 수행하기 시작하는 것입니다. 간단히 매일 연습하는 데 약간의 시간을 투자한다면 긴장이 풀어지며 점진적으로 뻣뻣했던 근육이 신전되고 탄력성을 되찾고 관절의 움직임이 원활해질 것입니다.

다음에 나오는 요가 기반의 운동 프로그램은 안전하고 힘들지 않게 이완하기(relaxation)와 유연성을 기를 것입니다. 임신은 습관적인 긴장을 떠나보내고 여러분의 몸을 더 릴랙스시키는 특별하고 경이로운 시간입니다. 운동을 해보지 않았다면 처음엔 일부 자세가 어렵게 느껴질 수 있습니다. 그러나 점진적으로 연습을 통해 긴장을 풀 것입니다.

⌞ 요가 기반 운동의 효과 ⌟

1. 근육이 유연해지고 관절의 가동성이 좋아져 몸을 지지하고 움직이는 근육의 밸런스가 좋아집니다. 근육은 팀을 이뤄 움직입니다. 한 팀이 이완되면 다른 팀은 수축합니다. 한 팀의 근육이 균형을 이루면 관절이 제대로 작동하여 자세가 자동적으로 개선됩니다. 자세가 개선되면 출산이 수월해지고 요통을 예방할 수 있습니다.

2. 호흡을 올바르게 하려면 좋은 자세가 필요합니다. 골반과 척추가 평형을 잘 이루고 어깨가 이완되어 있으면 흉강이 쉽게 확장되어 호흡이 수월해집니다. 올바르게 호흡하면 임신 기간 동안 나와 태아에게 산소가 풍부한 혈액이 가도록 합니다.

3. 운동에 익숙해지면 가벼운 속 쓰림, 늑골 통증, 다리 저림, 두통과 같은 불편함을 완화시키는 운동을 찾을 것입니다.

4. 여러분의 혈액순환은 근육에 의존합니다. 근육은 펌프 역할을 해 몸과 심장으로 혈액을 순환시킵니다. 근육이 뭉친다면, 근육을 통과하는 혈관이 수축되고 혈액 순환 또한 제한됩니다. 운동으로 여러분의 태아가 건강하고 튼튼하게 자랄 수 있게 모든 것을 받도록 합니다. 또한 정맥류(varicose veins), 치핵(hemorrhoids, piles), 수분저류와 같이 원활하지 못한 혈액 순환과 관련한 문제를 예방하고 완화시킬 수 있습니다. 마지막으로 운동은 혈압을 낮춰 혈압 상승으로 인한 문제를 예방할 수 있습니다(7장 참고).

5. 요가 기반 운동은 피로에 저항할 수 있게 도와줍니다. 만약 근육이 수축하고 움직임이 제한된다면 에너지의 흐름이 '막히게' 됩니다. 운동 세션 후 여러분은 기운이 나고 생기를 되찾은 느낌이 들 것이고 시간이 흐르면서 이런 느낌이 커질 것입니다. 여러분의 임신이 인생에서 가장 건강하고 정력적인 느낌이 드는 시기가 될 수 있습니다.

6. 임신 중 가장 편한 요가 자세가 여성이 진통 중 본능적으로 취하는 자세입니다. 그러므로 운동을 연습하면서 수 세기 동안 여성이 분만에서 사용해왔던 자연적인 자세를 깊이 생각하지 않고도 용이하고 편안하게 익힐 수 있습니다. 여러분은 자유롭고 본능적으로 움직일 수 있을 것입니다. 여러분의 몸이 어떻게 해야 할지 알 것입니다. 요가가 여러분의 중심과 밀접한 관계를 맺게 도울 것입니다. 진통 시 여러분 자신의 몸 내면의 강력한 힘에 양도하는 것이 쉬울 것입니다.

7. 뻣뻣함이 감소할수록 여러분의 몸은 통증에서 벗어날 수 있습니다.

8. 여러분은 점진적으로 한계를 넘는 불편함과 통증마저도 익숙해질 것입니다. 진통과 분만에서 느끼는 통증은 일상적인 통증 수준을 초과하기 때문에 임신 중 일상적인 움직임의 한계를 넘는 자세를 취한다면 점점 진통과 분만 통증에 대한 대비가 될 것입니다. 이 운동이 여러분 몸 내면에 있는 힘을 줄 것입니다. 이것이 진통을 위한 가장 좋은 연습입니다. 자궁이 수축할 때의 강렬한 감각에 대응하고 여러분이 그런 감각에 맞서기보다 릴랙스하며 받아들이도록 도와 통증을 줄일 것입니다. 한 산모가 이렇게 말했습니다.

"운동을 하면서 제 아이의 출생에 불가피한 육체적 그리고 감정적인 변화와 어떻게 하나가 되는지 배웠습니다. 통증은 부담스러웠지만 이 배움을 통해 제 몸의 '흐름에 맡길' 수 있도록 했죠. 저는 육체적 또한 정신적으로 제게 일어날 일들에 대해 준비할 수 있었고 최종적인 순간에 흥분감과 자신감을 갖고 다가갈 수 있었습니다."

9. 진통과 분만 과정에서 무슨 일이 일어나든 임신 내내 요가 기반의 운동을 연습한다면 빠른 회복을 하는 데 아주 좋은 방법이 될 것입니다.

ꙮ 운동 ꙮ

아침에 일어나자마자 또는 저녁에 자기 전에 하루 중 혼자만의 시간을 낼 수 있을 때를 고르세요. 운동 전에는 음식을 많이 먹지 않는 것이 좋습니다. 매트가 깔린 공간과 벽, 베개 2개 그리고 낮은 의자 또는 쌓아 올릴 수 있는 책을 준비해주세요.

이 운동은 8개 순서로 배열되어 있고 각각 매일 또는 가능한 많이 연습해야 하는(이런 운동은 별표가 되어 있고 '기본' I에서 VI까지 표시되어 있습니다) 6개의 기본 운동을 포함합니다. 전체 프로그램은 완료하는 데 1시간 반 정도 걸리고 기본에 중점을 두지만 선호도나 필요에 따라 자신만의 프로그램으로 만들 수 있습니다.

좋은 결과를 얻기 위해서는 임신 중 최대한 빨리 이 운동을 시작합니다. 12주 이후 아무 때나 시작해도 됩니다. 하지만 늦게 시작해도 효과가 있으니 지금부터라도 시작하세요.

운동을 처음 시작할 때는 각 자세를 편안히 할 수 있을 정도만 유지하고, 점점 익숙해지면 시간을 늘려 쉬운 방법으로 시작합니다. 동작 중 몇 개만으로 시작해서 프로그램 전체를 수행할 수 있을 때까지 점진적으로 추가하도록 합니다. 시작하면 여러분 자신의 뻣뻣함을 느낄 것이므로 2~3주는 동작을 익히도록 합니다. 점진적으로 긴장이 풀어지면서 동작이 즐거워질 것입니다. 아마 동작 중 일부가 여러분의 하루 일과에 문제없이 들어갈 수 있고 어떤 동작은 TV를 보면서, 책 읽으면서, 또는 친구와 대화하면서 할 수 있으며 어떤 동작은 집중해서 해야 할 것입니다. 설명과 주의사항에 유의한다면 모든 운동이 임신 중에도 안전합니다. 동작이 익숙해지면 각 자세를 더 안전하고 길게 실시할 수 있을 것입니다. 어떤 운동을 얼마 동안 해봤는데 불편하다면 건너뛰고 다른 운동에 집중하도록 합니다. 처음엔 특정 지점까지 가다가 스트레칭 되는 느낌을 받기 시작할 것입니다. 이 지점에 도달하면 호흡을 깊게 하면서 스트레칭 느낌이 완화될 때까지 계속하도록 합니다. 점진적으로 여러분 움직임의 범위는 증가할 것이고 여러분의 몸은 더 유연하고 이완될 것입니다.

☑ 간단한 유의사항

이전에 운동을 해봤든 말든 요가를 하며 효과를 볼 수 있습니다. 그러나 만약 만성적인 허리 문제가 있거나 유산력이나 자궁경부 봉합(cervical stitch)과 같은 임신 중 합병증이 있다면 운동 전 의사와 상의를 하고 유의사항을 주의 깊게 알아봐야 합니다.

만약 임신 중 어느 때고 출혈이 있다면 의사나 조산사에 바로 연락합니다. 그리고 운동을 멈추고 침대에서 쉬도록 합니다. 임신 중 약간의 출혈은 일반적으로 걱정할 일이 아니지만 문제를 나타내는 것일 수 있습니다.

일반적으로 알고 있는 것과 다르게 요통은 임신에서 불가피한 것이 아닙니다. 임신이 진행되면서 호르몬 분비로 인해 관절이 느슨하게 되고 여러분의 몸은 체중 증가에 적응해야 합니다. 만약 요통이 생기면 자세 문제나 임신 전에 몰랐던 기저에 구조적인 불균형이 있기 때문입니다. 만약 요통, 고관절 통증, 긴장성 두통, 부비동염(sinusitis)이나 관절통이 있으면 임신을 전문으로 다루는 척추지압사(chiropractor), 접골사(osteopath), 또는 물리치료사(physical therapist)와 상의하는 것을 권합니다.

이 운동을 연습하면 종아리 경련, 요통, 정맥류, 치핵, 고혈압, 불면, 피로, 메스꺼움 그리고 다른 임신의 흔한 문제를 완화시키는 데 도움이 될 것입니다. 그러나 최적의 결과를 얻기 위해서는 운동을 시작하기 전 설명과 유의사항을 주의 깊게 숙지해야 합니다.

만약 매우 큰 아기나 쌍둥이를 임신했다면 이 운동이 매우 좋습니다. 그러나 여러분 몸이 더 많이 노력을 하고 있기 때문에 조심은 해야 합니다. 천천히 또는 멈춘 채로 여러분 몸이 보내는 신호를 잘 감지하도록 합니다.

일부 여성은 임신 중 특히 마지막 6주간 똑바로 눕는 것이 불편하다고 합니다. 이것은 무거운 자궁으로 인한 무게가 복부의 대혈관을 눌러 혈액 순환을 늦추고 어지러움을 일으킬 수 있습니다. 어느 단계이건 이런 증상이 있다면 옆으로 돌아누워 손과 무릎을 짚어 올라오도록 하고 나중에 하기로 되어 있는 똑바로 누워서 하는 운동을 건너뛰도록 합니다. 하지만 대부분은 문제가 없을 것이고 무릎을 굽히거나 다리를 올린 상태라면 잠시 똑바로 눕는 것은 매우 릴렉스할 수 있습니다. 그러나 임신 마지막 6주간은 똑바로 눕는 것을 피하는 것이 현명합니다.

비슷하게 일부 여성은 선 자세나 앞으로 숙이는 자세가 불편하다고 하거나 오랫동안 자세를 유지하면 불편을 호소합니다. 항상 여러분의 몸에 따르도록 합니다. 여러분에게 맞지 않는 운동을 건너뛰고 충분히 운동했을 때 중단하고 휴식하도록 합니다.

- 여러분과 아기의 건강을 위해서는 이 운동을 하는 것뿐만이 아닌 조산사, 의사에게 정기적인 산전검사를 받는 것이 중요합니다

- 임신 중엔 굽이 없는 신발을 신도록 합니다. 의자 대신 최대한 낮은 스툴이나 책을 쌓은 곳에 앉거나 바닥에서 책상다리를 하거나 다리를 벌려 앉도록 합니다.

- 다른 임신 중인 친구나 소그룹과 모여 같이 연습하면 좋습니다. 운동 중 일부는 파트너를 필요로 합니다.

- 스트레칭 세션 전이나 후에 따뜻한 목욕이나 샤워 또는 수영 같은 것을 하면 좋을 수 있습니다.

꧁ 운동 순서 I: 중심 잡기 ꧂

A. 기본 앉는 자세

이 운동에 익숙해지기 전까지는 여러분이 하는 동안 다른 사람이 설명을 매우 천천히 소리 내어 읽어주면 도움이 될 것입니다.

1. 벽에 등을 지지하여 앉습니다. 한 발을 여러분의 몸을 향해 끌어오고 다른 발을 그 발 앞에 편안하게 놓습니다. 아니면 양반다리를 하고 앉습니다. 이때 엉치뼈(sacrum)가 벽에 딱 기대어지도록 합니다.

2. 눈을 감고 턱을 가슴을 향해 약간 내려 목뒤의 긴장을 풀도록 합니다. 어깨는 릴랙스합니다. 평상시 호흡 리듬을 유지하면서 여러분의 의식을 호흡에 집중시킵니다. 호흡을 하면서 특히 날숨에 집중하도록 합니다. 여러분의 좌골(sitting bones)이 바닥에 어떻게 접하고 있는지 느끼도록 합니다. 날숨마다 여러분의 골반이 중력과 함께 가라앉는 것을 느끼고 무릎, 엉덩이, 다리를 바닥을 향해 릴랙스하도록 합니다. 천골(sacrum)을 아래로 풀어 여러분 하체 전부가 제대로 접지(well grounded)되고 허리가 릴랙스되도록 합니다. 척추가 꼬리뼈로부터 위로, 등 하부를 통과하여, 어깨 사이로 올라가 녹까지 척추가 단단히 지지가 되고 있다는 것을 인지합니다.

각 날숨에서 이완합니다. 여러분의 눈, 턱, 목, 어깨, 배, 골반바닥(pelvic floor)의 긴장을 모두 풀도록 합니다. 이때 손은 아래 그림과 같이 사타구니 바로 위 아랫배에 부드럽게 위치시키도록 합니다.

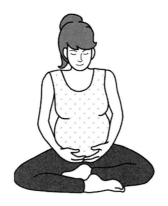

Excercise I A: The basic sitting position

B. 호흡법(기본 I)

1. 기본 앉은 자세로 앉아 호흡에 집중하기 시작합니다. 우리는 보통 코를 통해 숨을 들이쉬고 내쉬지만 지금은 코로 들이마시고 입으로 숨을 천천히 내쉬도록 합니다. 날숨의 끝에서 잠시 멈춥니다. 그리고 코를 통해 숨을 들이마셔 폐에 공기를 부드럽게 채웁니다.

   여러분의 몸을 완전히 이완시킨 채로 이런 방식으로 숨을 계속 쉬도록 합니다. 페이스를 유지하면서 숨이 자연스럽게 흐르도록 합니다. 날숨은 들숨보다 약 2배 정도 길어야 합니다.

2. 코로 들이쉬고 입으로 내쉬면서 계속 깊게 호흡하며 아랫배에 집중해 봅니다. 호흡과 함께 배가 살짝 움직이는 것을 느낄 수 있는지 확인합니다. 숨을 내쉴 때 복부가 들어가면서 손과 멀어지고 척추를 향해 움직일 것입니다. 숨을 잠깐 멈추세요. 그리고 다시 들이쉬세요. 들이쉬면 복부가 팽팽하게 부풀고 배가 손을 향해 확장할 것입니다.

   이런 방식으로 호흡을 계속하면서 숨을 내쉴 때는 복부가 손에서 멀어지는 방향으로 수축하고 들이쉴 때는 손을 향해 천천히 확장하는 것을 느끼도록 합니다. 흉부와 어깨에는 움직임이 거의 없고 여러분 몸의 나머지는 릴랙스되고 움직이지 않아야 합니다.

   만약 많은 사람이 습관적으로 하는 것처럼 복부보다 흉부로 호흡하는 것 같다면 날숨에 계속 집중하면서 숨을 내쉴 때 복부 근육을 손에서 떨어뜨려 척추를 향해 실제로 당기고 숨을 들이쉴 때 손을 향해 놓으면서 복부의 움직임을 과장시켜봅니다. 약간만 연습하면 여러분의 호흡이 깊어지면서 이런 움직임이 자동적으로 일어나게 되고 자연스럽게 느껴지게 됩니다.

3. 날숨과 함께 간단한 소리를 내보도록 합니다. '후' 소리로 시작해봅니다. 소리가 골반의 가장 아래에서 오는 것을 느껴봅니다. 날숨 끝까지 계속

능동적인 출산

합니다. 그리곤 멈췄다가 다시 보통처럼 들숨을 들입니다. 숨을 내쉬면서 '후' 소리를 다시 반복합니다.

그러고 나서 '아' 소리도 배에서 '아' 소리를 느끼면서 내보고 반복합니다.

이번에는 심장이나 가슴에서 나오는 '아' 소리를 내봅니다. 숨을 내쉬면서 허밍으로 마무리합니다.

4. 이제 손을 손바닥이 위를 향하게 해서 무릎 위에 놓고 눈을 감은 다음 의식을 호흡에 집중하면서 코로 들이쉬고 내쉬는, 평상시 호흡으로 돌아갑니다.

파트너와 함께 ▌깊은 호흡법을 같이 연습해 봅시다. 여러분의 파트너가 옆에 앉아 한 손을 아랫배에 놓고 다른 손을 등 하부에 부드럽게 얹은 상태로 도와줄 수 있습니다. 파트너의 손이 앞에서 완만한 압력을 주기 때문에 여러분 배를 '비울' 것을 상기시킬 수 있습니다. 들숨에서 파트너의 손 방향으로 들이쉬도록 합니다.

효과 ▌호흡을 깊게 하면 여러분은 횡격막 근육을 주로 사용하는데 내쉴 때 올라가고 들이쉴 때 내려가면서 복압의 변동을 일으킵니다. 우리는 릴랙스되면 자연스럽게 복부 호흡을 하게 됩니다. 그러나 긴장하거나 불안할 때 호흡이 보통 증가하고 얕아져 대부분 움직임이 복부보다는 흉부에서 일어나게 되고 날숨보다 들숨을 강조하게 됩니다(4장 참고).

깊은 호흡을 연습하면 다음과 같은 효과가 있습니다.

- 진정 효과가 있습니다
- 내면으로 중심을 잡는 데 도움이 됩니다.
- 중력에 의식을 집중하여 척추를 이완하고 신전(lengthen) 됩니다.
- 근육 스트레칭에 도움이 돼서 긴장이 풀어지고 유연해지게 됩니다.
- 산모와 태아에게 산소가 풍부한 혈액을 공급하고 노폐물을 제거하는 데 도움을 줍니다.

소리를 내면서 호흡하는 것은 날숨을 길고 깊게 하는 데 도움을 주며 또한 진통과 분만 중에 소리 내지 않으려 억제하려는 것을 극복하도록 도와줍니다. 진통에서 날숨에서 소리를 내는 것은 종종 강한 수축의 통증을 감소시키는 데 도움이 됩니다. 여러분의 아기가 나오는 만출기(expulsive phase)[12]에서 소리를 내면 밀어내는 힘을 강화시킬 수 있습니다.

C. 명상과 태아 인식

1. 조용히 앉아 여러분의 호흡 리듬에 의식을 집중합니다. 내면의 감정에 집중하면 여러분의 마음은 고요해질 것입니다. 만약 마음이 어수선하거나 생각이 많다면 조금 내려놓고 호흡에 집중하도록 합니다.

2. 그리고는 여러분 안에 보호받고 있는 태아의 존재에 의식을 집중합니다. 태아가 여러분 자궁 내에 있는 것이 어떨지 잠시 상상합니다. 따뜻한 양수가 태아의 피부에 느껴지는 것을 상상해 봅니다. 여러분의 아기가 들을 수 있는 소리를 상상합니다. 여러분의 심장이 끊임없이 뛰고 음식물이 소화기를 통해 이동하며 공기가 쉭 하고 폐를 통과하고 태반과 탯줄을 통해 맥이 뛰는 것을. 임신 초기부터, 특히 마지막 수개월 동안 아기는 여러분의 목소리와 음악, 다른 가족원의 목소리와 같은 외부의 소리를 들을 수 있습니다. 아기는 또한 여러분이 배를 쓰다듬고 마사지할 때 만지는 것뿐만이 아닌 여러분의 생각, 꿈, 그리고 감정까지도 예민하게 느낍니다. 아기와 소통할 수 있는 당신의 능력을 인지하고 조금 더 함께 조용한 순간을 보내고 천천히 눈을 뜨도록 합니다.

---

12) 만출기: 분만의 과정으로 자궁경관이 완전히 열린 후 태아가 밖으로 나오는 시기

능동적인 출산

여러분은 이제 운동 순서 II를 시작할 준비가 되었습니다.

৶ 운동 순서 II: 골반 풀기 ৶

A. 재단사 자세(기본 II)

✔주의사항 임신 기간의 마지막 수 주 동안 두덩관절(pubic joint)은 분만을 위해 아래골반문(pelvic outlet)을 넓히려 느슨해져 있습니다. 만약 이 부위에 통증이 느껴지면 발을 몸에서 충분한 거리를 두어 무리를 주지 않도록 재단사 자세(tailor pose)를 살살 취하도록 합니다. 자세를 3분 이상 유지하지 마세요. 도움이 되면 매일 연습해도 됩니다. 그렇지 않다면 이 자세 전체를 생략하세요.

1. 벽에 기대어 등 하부가 벽에 지지가 되도록 앉습니다. 무릎을 굽히고 발바닥을 모아 붙여줍니다.
2. 손으로 발을 고정하고 잠시 동안 척추를 스트레칭하고 늘려줍니다. 그리고 발을 놓고 무릎을 바닥 쪽으로 릴랙스시킵니다.

   편하고 깊게 호흡합니다. 날숨마다 여러분의 엉덩이가 바닥에 어떻게 접하고 있는지 느끼고 등 하부와 골반을 중력과 함께 아래쪽으로 풀어줍니다. 들숨마다 여러분의 척추가 더 길고 가볍게 됨을 느끼고 어깨, 머리, 목을 릴랙스하고 골반을 바닥에 대고 유지합니다.

   엉덩관절이 릴랙스되고 긴장이 바닥을 향해 녹아내려 상체가 풀려 여러분의 골반이 더욱더 바닥과 잘 맞닿을 수 있을 것입니다. 잠시 그 자세를 유지해 긴장을 놓고 호흡과 함께 자세로 이어지도록 합니다.

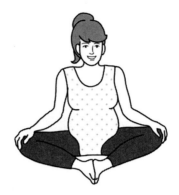

Ecercise II A: Tailor pose

파트너와 함께 ┃ 파트너는 뒤에 앉아 양발바닥을 등 하부에 위치시키거나 척추를 따라 한발을 다른 발 위에 올려놓아 척추를 지지해 줍니다. 이 자세는 골반이 뒤로 틀어지거나 척추가 무너지는 것을 방지할 수 있습니다(아래 그림을 따라 해주세요).

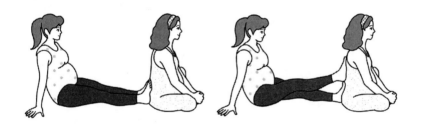

Tailor pose with partner

상급 자세 ┃ 만약 여러분의 다리가 바닥에 닿아있다면 발을 고정하고 척추가 자유로운 상태에서 허리를 앞으로 숙여 골반 전체를 바닥에 닿도록 합니다. 허리를 굽히지 않을 수 있을 정도만 앞으로 숙입니다. 만약 앞으로 움직이는 것이 쉽다면 양 손바닥을 여러분 앞바닥에 위치시키고 배가 편한 만큼 엉덩이에서부터 몸통을 확장시킵니다.

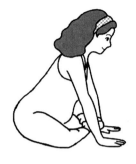

Advanced tailor pose

효과 | 이 운동은 엉덩이, 사타구니, 무릎, 발목의 긴장을 풀어주고 골반지름(pelvic diameters)을 늘리는 데 도움이 됩니다. 골반바닥을 릴랙스시키고 해당 부위 전체에 혈액 순환을 좋게 합니다. 매일 연습해야 하고 앉은 자세(sitting position)로 단기간 사용할 수 있습니다. 탄트릭 요가에서 '여성의 자세'라고 불리는 이 자세는 주기적으로 연습하면 부인과적 건강과 골반장기의 기능을 좋게 합니다. 자세적으로 골반과 나머지 신체와의 안정된 정렬을 유지하도록 합니다.

B. 발목 이완

1. 재단사 자세(tailor pose)에서 앞으로 두 다리를 모아서 쭉 펴고 발을 몸 쪽으로 당겨줍니다. 다리 뒤편으로 스트레칭이 되는 것을 느끼고 발끝을 몸 반대 방향으로 쭉 뻗어줍니다. 이 동작을 번갈아 가면서 20번 반복합니다.
2. 다리를 약간 벌리고 여러분의 발목을 큰 원을 그리며 먼저 안쪽으로, 그리곤 바깥쪽으로 회전시킵니다. 각 방향마다 20회 합니다.

효과 | 이 운동은 발목을 풀어주고 관절의 움직임을 개선하며 붓기(swelling)를 가라앉힙니다.

C. 무릎 굽히기

1. 왼쪽 다리는 계속 뻗은 채로 오른쪽 무릎을 굽히고 오른쪽 발을 왼쪽 허벅지에 위치시켜 여러분이 편하게 할 수 있는 범위에서 최대한 사타구니 쪽으로 올립니다.

2. 왼쪽 발꿈치를 확장(extend)시켜서 왼쪽 다리 뒤편이 바닥과 닿는 것을 느낍니다. 오른손을 오른쪽 무릎 위에 놓고 깊게 호흡합니다. 숨을 내쉴 때마다 여러분의 몸무게가 바닥을 향해 놓이는 것을 느끼고 양쪽 골반이 바닥에 닿는 것을 느낍니다. 잠시 자세를 유지합니다.

3. 오른쪽 다리를 뻗고 왼쪽을 굽혀 반대쪽도 반복합니다. 잠시 자세를 유지합니다.

4. 왼쪽 다리를 풀어주고 무릎을 굽혀 양발을 모아 다시 재단사 자세(tailor pose)로 돌아갑니다.

효과 | 이 운동은 무릎, 엉덩이, 발목의 빳빳함을 감소시킵니다.

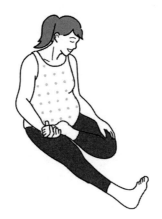

Exercise II C: Knee bend

D. 다리 크게 벌리기

1. 등 하부가 계속 벽에 붙어있는 상태에서 다리를 최대한 넓게 벌립니다. 처음엔 다리가 무겁고 축 처진 느낌이 들 수 있지만 허벅지를 손으로 마사지해주면 금세 괜찮아질 수 있습니다. 이 상태로 호흡을 깊게 하고 내쉴 때마다 골반이 바닥에서 떨어지지 않도록 잘 눌러줍니다.
2. 허벅지가 조금 편해지면 천천히 발을 몸 쪽으로 당겨 종아리 근육을 늘려줍니다. 이때 무릎 뒤편이 바닥에 잘 닿도록 해주는 것이 좋습니다.
3. 깊은 호흡을 하며 3분 동안 자세를 유지합니다. 숨을 내쉬면서 체중이 골반과 다리 뒤편으로 실리는 것을 느낍니다. 들이쉴 때마다 목과 어깨는 릴랙스한 상태에서 척추와 상체가 스트레칭되고 가벼워지는 것을 느낍니다.

파트너와 함께 | 파트너가 뒤에 위치하고, 다리를 크게 벌려 앉습니다. 재단사 자세(tailor pose)에서처럼 파트너가 양 발바닥을 여러분의 등 하부에 위치시키거나 척추를 따라 한 발을 다른 발 위에 올려놓습니다. 3분 동안 자세를 유지합니다.

상급 자세 | 만약 가능하면 엉덩이에서부터 앞으로 부드럽게 몸을 숙여 손바닥이나 팔꿈치를 바닥에 놓습니다. [또는 발목을 고정합니다] 척추는 느슨하고 자유롭게 골반은 바닥에 붙이고 목과 어깨는 릴랙스하게 유지합니다. 허리를 굽히지 않고 편하게 할 수 있는 범위에서 최대한 몸을 기울입니다. 이 자세에서 호흡하고 척추를 신전하고 (lengthening) 풀어줍니다. 무릎을 굽혀 재단사 자세(tailor pose)로 돌아오면서 마무리합니다.

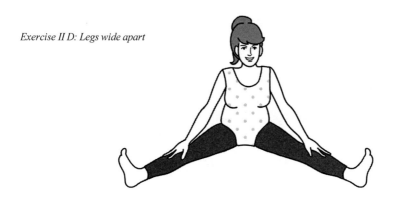

Exercise II D: Legs wide apart

효과 ▮ 이 운동은 다리 뒤편 햄스트링 근육의 긴장을 풀면서 골반을 넓힙니다. 골반 바닥을 이완시키고 하체를 바닥에 붙여 척추, 목, 어깨의 긴장을 해소하도록 합니다. 또한 엉덩이 관절의 가동성(mobility)을 증가시킵니다.

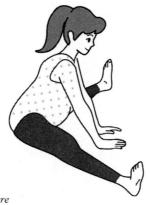

Legs wide apart, advanced posture

⸲ 운동 순서 III: 무릎 꿇기 자세 ⸲

✔주의사항 만약 무릎 꿇기 자세를 하며 발목에 불편감이 생긴다면 엉덩이 아래 베개를 한두 개 넣습니다. 이렇게 하면 여러분의 몸무게가 종아리와 발목에 부담 가는 것을 줄일 것입니다. 단단한 베개가 가장 이상적입니다. 만약 가지고 있으면 다리를 벌려 말에 앉듯이 무릎 사이에 세로로 놓습니다. 무릎 꿇기 자세에서 발에 쥐가 나는 것은—저는 '초심자의 경련(beginner's cramps)'이라 부릅니다—연습하면 없어질 것입니다.

A. 무릎을 크게 벌리고 무릎 꿇기(기본 III)

1. 골반이 뒤꿈치 위에 놓이고 무릎을 가능한 한 크게 벌리고 발가락은 서로를 향해 안쪽 방향으로 가리키면서 바닥에 무릎을 꿇습니다(a). 여러분의 호흡을 의식하면서 숨을 내쉬고 골반이 발꿈치로 내려가도록 등 하부를 발 쪽 방향으로 아래로 릴랙스합니다.

2. 허리, 목, 어깨를 릴랙스 시키고 골반을 아래로, 척추를 곧게 유지하면서 엉덩이 관절부터 몸을 앞으로 숙입니다. 손바닥을 여러분 앞에 위치시킵니다(b). 등 하부를 아래로 릴랙스하여 몸무게가 엉덩이 관절로 가라앉도록 집중합니다.

3. 골반을 발꿈치 위에 두고 척추는 자유롭고 허리는 곧게 유지하면서 팔꿈치가 바닥에 닿게 내려갑니다. (만약 이게 어려우면 2번까지만 합니다) 호흡을 깊게 하여 잠시 이 자세를 유지합니다. 사타구니에 스트레칭 되는 느낌이 들 것입니다. 숨을 내쉴 때마다 릴랙스해서 긴장을 풀도록 합니다.

4. 3번이 쉬웠다면 골반을 발꿈치 위에 유지하면서 발을 쭉 뻗어 이마가 바닥에 닿게 합니다. 깊은 호흡을 하면서 이 자세를 잠시 유지하고 나서 천천히 바로 앉습니다(sit up).

파트너와 함께 | 파트너는 한 손을 여러분의 엉치뼈에 올려놓고 골반이 고정되도록 지긋이 몸무게로 누르도록 합니다. 파트너에게 어느 정도의 압력이 적당한지 알려주도록 합니다.

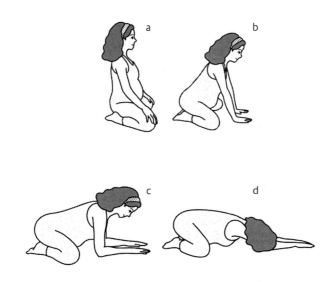

Exercise III A: Kneeling with knees wide apart

효과 | 이 운동은 골반에 붙는 모든 근육을 릴랙스하고 골반 부위와 자궁으로의 혈액 순환을 좋게 합니다. 허벅지 안쪽과 사타구니의 긴장을 풀어주고 엉덩이, 무릎, 발목의 유연성을 개선합니다. 또한 등 하부를 릴랙스 시켜 척추에 가해지는 부담을 줄여 임신 후에 특히 편안합니다. 진통에서는 쿠션 위로 몸을 굽히면서 수정된 방법으로 할 수 있습니다.

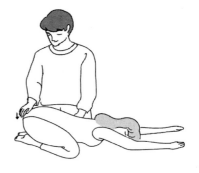

Exercise III A, with a partner

B. 척추 비틀기

1. 양쪽 무릎과 발목을 모아 발꿈치 위에 골반으로 앉습니다. 호흡을 깊게 하고 숨을 내쉴 때마다 여러분의 등 하부가 발꿈치로 내려오도록 릴랙스 시킵니다.

2. 엉덩이에서 시작해 숨을 내쉬면서 척추를 오른쪽으로 부드럽게 회전시킵니다. 왼쪽 손으로 몸통을 가로질러 오른쪽 허벅지를 붙잡습니다. 뒤로 젖히지 않으면서 척추를 계속 부드럽게 회전시켜 오른쪽 어깨 너머로 시선을 향하게 하여 목의 척추도 회전시킵니다. 눈을 감아 릴랙스 시킵니다. 호흡을 깊게 하고 꼬리뼈를 떨어뜨린 상태로 잠시 자세를 유지하고 '중심'으로 잠시 돌아옵니다.

3. 반대편에서 반복합니다. 중심으로 돌아옵니다.

효과 ┃ 비틀기는 척추 관절의 자연적인 윤활을 일어나게 하고 척주(spinal column)의 유연성과 힘을 강화합니다. 뇌척수액의 순환을 도와 신경계 전체에 영양분을 공급합니다. 또한 몸통의 복사근(oblique muscle)의 긴장을 풀고 자궁을 지지하는 강한 인대를 부드럽게 스트레칭시킵니다.

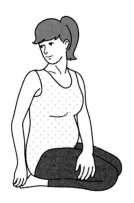

Exercise III B: Spinal twist

C. 골반 들기

1. 무릎과 발목을 모아 발꿈치 위에 앉는 것으로 시작합니다. 턱을 가슴을 향해 앞으로 내리고 손으로 지지하며 뒤로 젖힙니다.
2. 머리를 앞으로 하고 무릎을 모은 상태로 숨을 들이쉬면서 엉치뼈를 집 어넣어 척추 아랫부분을 신전(lengthening)합니다. 허벅지 앞쪽에서 스트 레칭 되는 느낌이 들도록 골반을 부드럽게 들어줍니다.
3. 잠시 자세를 유지하고 나서 숨을 내쉬며 골반을 다시 발꿈치 위로 놓으 며 릴랙스합니다.
4. 4에서 5회 반복합니다.

효과 | 이 운동은 등 하부를 강화하고 허벅지 앞쪽을 스트레칭하여 강화시킵니다. 요 통이나 엉치엉덩관절(sacroiliac joints) 통증을 줄이거나 예방합니다.

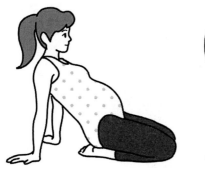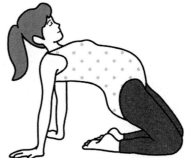

Exercise III C: Pelvic lift

D. 엎드리기

1. 손과 무릎으로 지지해 엎드리며 손바닥과 무릎 간격은 약 30㎝를 유지합니다. 꼬리뼈(tailbone)를 내리고 등 하부로 아치(arch)를 만들면서 골반을 아래로 내립니다(tuck under). 부드럽게 자세를 풀어 수평 자세로 돌아옵니다. 자세를 너무 풀어 척추 전만이 되지 않도록 합니다.
2. 수회 반복합니다.

효과 ❘ 등 하부를 강화시키고 요통을 완화시킵니다.

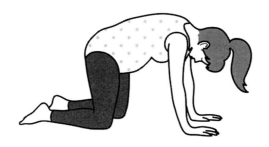

Exercise III D: All fours tuck-in

E. 진통을 위한 움직임

1. 엎드린 상태에서 호흡을 깊게 하고 날숨에 집중하며 엉덩이로 큰 원을 그리듯 돌려봅니다(a). 숨을 내쉬고 잠시 계속하다가 반대 방향으로 원을 그리며 반대로 합니다.
2. 앞뒤로 부드럽게 흔들며 몸무게가 발꿈치로 이동하면서 숨을 내쉬고 손으로 이동하면서 숨을 들이마십니다.

3. 무릎 꿇기 자세(kneeling position)로 변경하여 엉덩이를 좀 더 돌립니다 (b). 한쪽 무릎을 들어 한쪽 무릎 서기 자세와 반쯤 쪼그려 앉기(half-squatting) 자세가 되도록 합니다. 호흡마다 앞뒤로 부드럽게 흔들어 줍니다(c).

4. 일어서서 여러분의 발을 약 30㎝ 간격으로 평행하게 벌리고 손을 엉덩이에 위치한 다음 무릎을 살짝 굽힙니다. 양방향으로 번갈아 가며 엉덩이를 돌립니다. 상체를 상대적으로 움직이지 않도록 하면서 벨리댄서처럼 여러분의 골반이 회전하도록 합니다.

효과 ┃ 엉덩이를 돌려주는 것이 수축 시 통증을 없애고 자궁경부의 확장을 강화시키며 아기가 골반도(pelvic canal)를 지나가는 것을 돕기 때문에 진통에 대한 좋은 연습이 됩니다.

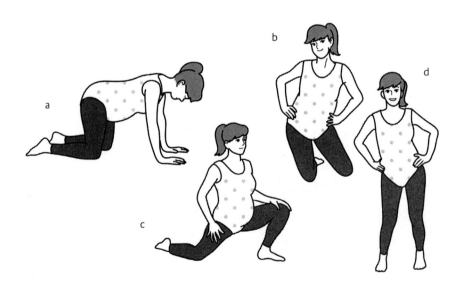

Exercise III E: Movements for labor

능동적인 출산

ꙮ 운동 순서 IV: 눕는 자세 ꙮ

✔주의사항 여러분의 배가 무거워지는 임신 말기로 진행될수록 운동하거나 수면을 취할 때 똑바로 눕는 것을 피해야 합니다. 이렇게 해야 자궁과 아이에게 산소와 영양을 공급하고 노폐물을 제거하는 큰 혈관이 여러분 복부의 무게로 인해 눌리지 않습니다. 임신 34주의 시작부터 또는 똑바로 누웠을 때 불편함을 느끼거나 어지러울 때는 이 운동을 건너뛰도록 합니다. 만약 똑바로 눕는 것이 괜찮다면 이 운동이 출산 예정일 6주 전까지 척추가 긴장을 완전히 풀 수 있게 하므로 즐거울 수 있습니다.

A. 복부

1. 똑바로 누워 무릎을 굽히고 발바닥을 벽에 붙입니다. 발을 약 30㎝ 간격으로 평행하게 위치시킵니다. 손을 깍지 껴서 머리 뒤에 놓고 팔꿈치를 바닥에 닿게 합니다(a). 이게 휴식 상태입니다.

   복부로 호흡을 깊게 들이쉬고 어깨, 척추, 등 하부를 바닥에 내려오도록 릴랙스 시킵니다. 숨을 내쉴 때마다 허리 뒤쪽이 아래로 내려오게 합니다. 숨을 내쉬면서 복부 근육이 타이트해지고 복부가 내려오는 것을 느낍니다. 숨을 들이쉬면서 근육이 릴랙스 되고 복부가 부드럽게 올라오는 것을 느낍니다.

2. 이제 숨을 내쉬면서 머리와 팔을 발 쪽 방향으로 바닥에서 들어 올립니다(b). 잠시 멈췄다가 숨을 들이마시고 다시 내쉬고 휴식 자세로 돌아갑니다. 숨을 한 번 들이마셨다 내쉽니다.

3. 6회 반복하고 나서 릴랙스합니다.

효과 ▎ 이 운동은 등 하부는 보호하면서 늘어나는 자궁을 지지하는 복부 근육을 부드럽고 안전하게 강화시킵니다.

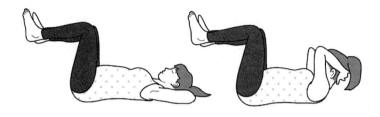

Exercise IV A: Abdominal toner a   b

B. 벽에 다리 올리기(기본 IV)

✔주의사항 ▎ 이 운동은 출산 예정일 6주 전까지 연습할 수 있습니다. 이후에는 이 운동의 앉는 버전(II D)에 더 집중해야 할 때입니다. 임신 중 아무 때나 똑바로 누웠을 때 불편함이나 어지러움이 느껴지면 이 부분 전체를 건너뛰도록 합니다.

1. 여러분의 엉덩이가 벽에 닿은 상태로 벽 옆에 앉습니다. 여러분의 다리가 벽을 올라 펴지고 똑바로 눕는 자세가 되도록 몸을 회전합니다(a). 여러분의 몸통은 다리와 90도가 되어야 합니다. 엉덩이는 벽에 닿아야 합니다. 숨을 내쉬면서 여러분의 복부가 부드럽게 척추를 향해 안으로 들어오고 들이마시면서 밖으로 나가도록 릴랙스하고 깊게 호흡합니다. 허리 뒷부분이 바닥에 닿는 것을 느낍니다. 어깨를 릴랙스 시켜 골반을 향해 내려오도록 하고 바닥 위에 넓게 벌리도록 합니다. 턱을 끌어당겨 목 뒷부분을 늘려 릴랙스 시키고 턱이나 눈 주위의 긴장을 풀도록 합니다.

2. 여러분의 의식을 다리 뒤편에 집중하면서 종아리를 스트레칭하고 발꿈치를 뻗어줍니다. 숨을 내쉬면서 다리가 최대한 열리도록 합니다(b). 허

벅지 안쪽이 스트레칭 되는 느낌을 받을 것입니다. 계속 호흡을 깊게 하며 허리 뒤편을 내리고 무릎을 곧게 유지합니다. 처음 해보는 것이면 몇 초만 자세를 유지합니다. 긴장이 풀어지면서 시간을 3분까지 점진적으로 늘립니다.

3. 무릎을 굽히고 발바닥을 몸에 가깝게 모으도록 합니다. 손을 이용해 여러분의 무릎을 벽에 더 가깝게 가져갑니다(c).

4. 2, 3번을 번갈아 가면서 수회 반복합니다.

효과 ▌ 가장 효과적인 운동 중 하나로 허벅지 안쪽 큰 근육인 내전근의 긴장을 풀어 줍니다. 이 근육은 생식기 부위에 중요한 역할을 합니다. 허벅지 안쪽을 릴랙스하면 막혀있던 성적 에너지를 방출하여 성관계 시 오르가슴을 개선하고 분만하는 데 도움을 줍니다. 이 운동은 골반바닥을 이완시켜 여러분 자신의 몸을 열 수 있도록 생리적 그리고 심리적으로 준비시켜 어색함과 두려움을 감소시키는 데 도움이 됩니다. 또한 척추가 완전히 이완되도록 합니다.

이 운동은 임신 내내 매일 할 수 있습니다. 처음엔 어렵게 느껴질 수 있지만 1, 2주 규칙적인 연습을 하면 매우 상쾌하다고 느낄 것입니다. 따뜻한 물로 목욕을 하고 나서 자기 전 마지막으로 이 동작을 하면 불면증과 불편함을 막는 데 도움이 될 것입니다. 하루 2번, 3분 시행하면 발에서부터 다리 그리고 허벅지까지 혈액 순환을 도와 하지 정맥류에 도움이 됩니다.

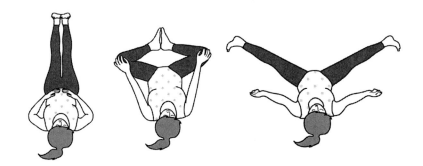

Exercise IV B: Legs apart on the wall (a, b, and c)

파트너와 함께 ┃ 여러분이 다리를 벽에 수직으로 뻗고 누울 때 여러분의 파트너가 다음 설명을 따라 하도록 하세요.

1. 산모 머리 뒤에 편히 앉아서 산모 어깨에 손바닥을 올려놓고 앞으로 숙여 어깨를 부드럽게 아래로 그리고 벽 쪽으로 눌러 이완(relax)시킵니다 (a). 잠시 멈췄다가 자세를 풀도록 합니다.

2. 두개저(skull base) 부분을 지지하면서 산모의 머리를 들어 올립니다. 산모가 여러분을 신뢰하고 릴랙스하며 계속할 수 있도록 격려합니다. 그리고 탄탄하게 그렇지만 부드럽게 목 아래부터 여러분 방향으로 일정하게 쓰다듬으며 마사지합니다(b). 손을 번갈아 가며 산모의 목이 릴랙스되고 신전된 것이(lengthen) 느껴질 때까지 계속합니다.

3. 산모의 머리를 조심히 내려놓으면서 동시에 여러분 쪽으로 부드럽게 당겨 목 뒤편이 최대한 길게 유지되도록 합니다.

4. 여러분의 손바닥을 산모의 이마에 부드럽게 놓고 손가락 끝이 눈꺼풀 끝에 가도록 합니다(c). 잠시 산모가 릴랙스하고 눈 주변의 긴장을 풀 수 있도록 깊게 호흡합니다.

5. 산모의 손목을 아래에서 잡고 뒤로 젖혀 어깨가 단단하지만 부드럽게 견인(traction)이 되도록 합니다(d). 이것은 아이에게 더 많은 공간을 만들어 주고 등 상부와 흉곽을 이완시키는 데 도움이 됩니다. 잠시 멈췄다가 다시 산모의 팔을 바닥에 부드럽게 놓습니다.

   옆으로 돌아누워 천천히 앉는 자세로 올라옵니다. 다음 운동으로의 진행을 위해 일어서기 전 약 5분간 여러분의 순환기가 앉는 자세에 적응하도록 합니다.

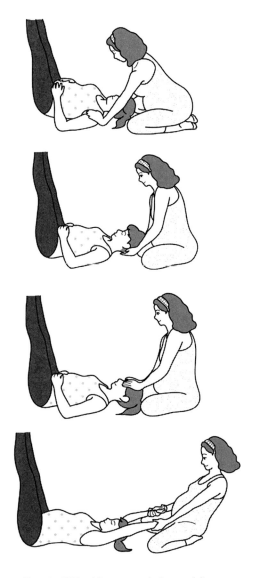

Exercise IV B, with a partner (a, b, c, and d)

⸱ 운동 순서 V: 선 자세 ⸱

✓주의사항 몇몇 여성은 임신 중 일어서면 약간 어지러움을 느끼기도 합니다. 만약 여러분에게 이런 일이 일어난다면 이 운동은 건너뛰거나 짧은 인터벌로만 유지하고 운동 사이에 엎드린 자세로 휴식하면서 매우 약하게 시행하도록 합니다.

A. 기본 선 자세

1. 발을 약 30㎝ 벌리고 서도록 합니다. 발꿈치를 약간 바깥쪽으로 돌려 발의 외측 날이 평행이 되도록 합니다.

2. 이제 엄지발가락을 바닥에 누르고 발가락을 스트레칭하고 벌려서 발을 크게 펴도록 합니다. 발바닥이 어떻게 지면과 접하는지 느끼도록 합니다. 여러분의 체중은 양다리에 균등하게 놓습니다.

3. 코로 들이쉬고 내쉬면서 고르게 호흡합니다. 숨을 내쉬면서 여러분의 체중이 발꿈치로 내려앉는 것을 느껴 날숨마다 마치 나무가 뿌리를 더더욱 깊게 내리는 것처럼 더더욱 지지(grounded)가 되는 것을 느끼도록 합니다. 족궁(arch)을 들어 올려 여러분의 체중을 발꿈치, 발 외측 모서리, 발가락으로 지탱하도록 합니다.

4. 이제 발이 단단히 고정된 상태로 무릎을 이완시키고 엉치뼈와 꼬리뼈를 내려 여러분의 골반이 상체를 지지하기 위해 아래로 내려가도록 합니다. 어깨와 목을 이완시키고 여러분의 머리는 경추 꼭대기에서 균등하게 균형을 이루고 있는 것을 느끼도록 합니다. 턱을 앞으로 이동시켜 목뒤가 신전(lengthen)됩니다. 여러분은 나무와 같다는 것을 기억합니다. 허리 아래로 여러분의 척추가 지면을 향해 뻗어 있습니다. 허리 위로 하늘을 향해 뻗어 있습니다.

능동적인 출산

효과 | 대부분의 사람은 일어서거나 걸을 때 습관적으로 발꿈치를 안쪽으로 발가락을 바깥쪽으로 돌립니다. 이것은 다리뼈를 외측으로 회전하게 해 무릎과 엉덩이 관절에 스트레스와 압력을 주게 됩니다. 많은 상황에서 이것이 임신 중 엉치엉덩관절의 통증이나 요통의 원인이 됩니다. 대신 발꿈치를 바깥쪽으로 약간 돌려 발의 외측 모서리가 서로 평행하게 하면 무릎과 엉덩이 관절에 대해 올바르게 발을 위치시켜 여러분의 등 하부를 넓게 하고 체중이 몸통에서 지면으로 스트레스 없이 전달되게 합니다.

요가에서 이 기본적인 선 자세는 '산 자세(Mountain Pose)'라고 하며 좋은 자세의 토대가 됩니다. 이름에서 볼 수 있듯이 이 자세는 침착, 균형, 힘, 안정성을 추구합니다. 발이 평행하게 유지하면 여러분의 발꿈치가 잘 지지 되고 서 있거나 걸을 때 꼬리뼈가 내려와서 등 하부에 가해지는 스트레스를 최소화하여 요통과 좌골통증을 예방하는 데 도움이 됩니다. 여러분이 어떻게 서 있는지를 아는 것이 임신에서 우아한 자세를 유지하는 열쇠입니다.

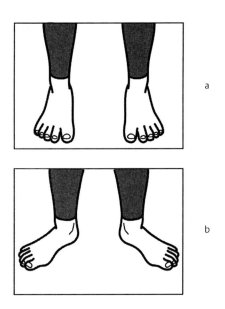

a

b

Exercise V A: Correct foot position (a), incorrect foot position (b)

B. 몸풀기

여러분이 원하면 선 자세 대신 앉은 자세나 무릎 꿇은 자세에서 이 운동을 할 수 있습니다.

1. 기본 선 자세에서 마치 크고 푹신하고 무거운 공을 돌리듯이 머리를 매우 천천히 돌려 목의 긴장을 풀어줍니다. 통증이 느껴지면 잠시 멈췄다가 몇 초간 호흡하여 계속 진행하기 전에 긴장을 풀도록 합니다. 균등하고 부드럽게 호흡하고 턱의 긴장을 풀어줍니다. 머리와 목만 움직여 완전히 1회전 합니다. 수회 반복합니다.
2. 다른 방향으로 반대로 수회 돌립니다. 다음 중앙으로 돌아옵니다.
3. 이제 어깨만 처음엔 앞으로 다음엔 뒤로 각 방향으로 수회 돌려줍니다.

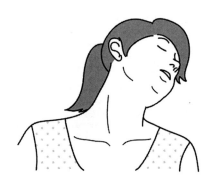

Exercise V B: Head roll

능동적인 출산

C. 임신 태양 경배

1. 기본 선 자세를 취합니다. 기도하는 자세로 손바닥을 모아 가슴뼈에서 약 2~3㎝ 앞에 손가락이 위를 가리키고 팔꿈치는 바깥을 향하게 하여 팔이 수평선을 그리도록 합니다(a). 릴랙스하고 호흡에 집중하여 여러분의 체중을 등 하부에서 발꿈치로 내려놓습니다. 숨을 들이쉽니다.

2. 이제 숨을 내쉬고 손을 내려 손바닥이 아래를 향하고 손가락 끝이 서로 닿도록 하여 가상의 원을 만듭니다(b).

3. 숨을 들이마시면서 크고 넓은 원을 그리듯이 팔을 천천히 위로 올리고 손바닥을 모으고 손가락 끝을 원 꼭대기에 위치시킵니다(c).

4. 숨을 내쉬면서 천천히 몸을 앞으로 숙입니다(d). 부드럽게 상체를 완전히 이완하고 여러분의 팔, 머리, 목이 앞으로 느슨히 매달리는 것처럼 합니다. 한 번 더 숨을 들이쉬고 길게 내쉴 때까지 이 앞으로 숙인 자세를 유지하며 체중을 발꿈치로 내려놓고 다리 뒤편에 스트레칭 되는 것을 느낍니다(f).

5. 숨을 들이쉬고 척추를 아래서부터 펴면서 천천히 올라옵니다. 여러분의 발 사이부터 원의 꼭대기까지 가상의 실을 당겨 올리는 것처럼 팔을 머리 위로 팔 길이만큼 올립니다(g).

6. 어깨를 이완한 채로 손바닥을 모읍니다(h).

7. 숨을 내쉬고 큰 원을 그리며 팔을 내립니다(i).
   숨을 들이쉬면서 손바닥을 모으며 기도 자세로 돌아갑니다(j). 숨을 내쉬고 체중을 발꿈치를 통해 지면으로 내려놓으면서 등 하부를 밑으로 신전(lengthen)합니다.

8. 다음 들숨에서 사이클을 다시 시작합니다. 움직임과 함께 호흡을 하며 4회 정도 반복하는데 충분하다고 느끼는 순간 중단합니다.

효과 ┃ 이 운동은 진정시키고 중심을 잡아줍니다. 가슴을 열고 호흡과 순환을 자극하여 전신에 활력을 주고 다리 뒤편 햄스트링 근육의 긴장을 풀어줍니다. 아침에 처음으로 하거나 책상에 장시간 앉아있는 중간에 할 수 있는 활기를 주는 운동입니다.

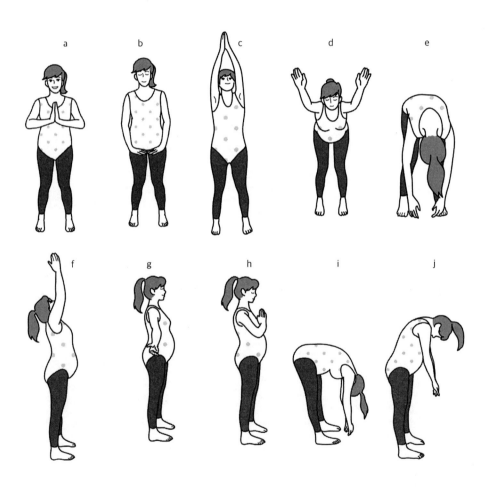

Exercise V C: Pregnancy sun salute

D. 앞으로 숙이기

✔주의사항 만약 어지럼을 느끼거나 치핵이 여럿 있다면 이 운동을 건너뛰세요.

1. 미끄럽지 않은 바닥에서 발을 60㎝에서 90㎝(2~3 feet) 간격을 두고 서세요. (만약 미끄럼 방지 요가 매트가 있으면 발을 더 넓게 벌리세요) 발꿈치를 약간 바깥쪽으로 돌려 발의 외측 모서리가 평행이 되도록 하고 족궁을 들어 체중이 바깥 모서리로 내려오게 하세요. 발가락으로 잘 붙잡도록 합니다.

2. 숨을 내쉬고 체중을 발꿈치에 내려놓습니다. 그리고 엉덩이에서부터 천천히 앞으로 숙여 척추, 상체, 팔, 머리, 목을 바닥을 향해 풀어줍니다. 무릎 뒤편에서 스트레칭 되는 것을 느낄 때까지 숙이고 나서 숨을 내쉬면서 부드럽게 릴랙스합니다(a). 숨을 깊게 쉬며 잠시 앞으로 자세를 유지합니다.

3. 발을 단단히 딛고 무릎 뒤편을 스트레칭하고 열도록 하며 여러분의 꼬리뼈가 아래 방향을 향하게 하여 체중을 앞으로, 발가락 위로 가져옵니다. 충분한 것 같을 때 천천히 숨을 내쉬면서 올라옵니다. (당신은 아마도 동작을 몇 초씩만 유지하여 3번 정도 반복하는 것을 선호할 수 있습니다)

대체 자세 ┃ 만약 임신 말기로 갈수록 배가 무거워져 기본적인 앞으로 숙이기가 불편하다면 여러분의 손을 창턱, 테이블, 또는 의자를 잡아 지지하고 몸통과 다리 사이에 직각을 만듭니다(b). 이 자세는 수평적인 위치에서 충분한 지지를 받으면서 척추를 릴랙스하고 신전(lengthen) 시킵니다.

효과 ▎ 앞으로 숙이기는 다리 뒤편의 햄스트링 근육을 릴랙스하고 신전(lengthen)시키며 골반바닥과 척추의 긴장을 풀어줍니다. 또한 혈액 순환을 돕고 피로를 줄여주며 장을 릴랙스 시켜 변비를 예방하는 데 도움이 됩니다.

Exercise V D: Forward bend

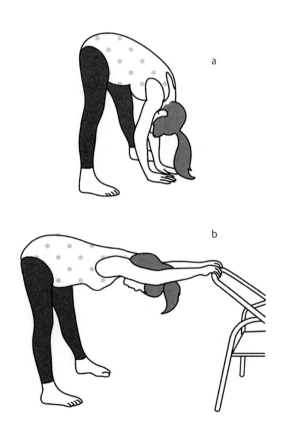

ᴄ 운동 순서 VI: 어깨 풀기 ᴐ

1. 기본 선 자세에서 발뒤꿈치와 등 하부를 아래로 풀어줍니다(release). (만약 선 자세가 불편하면 대신 앉거나 무릎을 꿇습니다) 잠시 호흡을 깊게 하며, 숨을 내쉴 때마다 어깨가 내려오도록 합니다.

여러분의 발뒤꿈치와 등 하부는 내린 채로 어깨를 긴장하거나 들지 않으면서 팔을 머리 위로 들도록 합니다. 바르게 했다면 흉곽(rib cage)의 뒤편이 들려서 올라가지 않고 아래에 머무는 것을 느낄 것입니다. 한 손의 두 손가락을 다른 손으로 움켜잡고 호흡을 수월하게 하여 갈비뼈, 엉치뼈, 발뒤꿈치를 통하여 바닥을 향해 숨을 내쉽니다(a). 팔을 천천히 내립니다.

2. 이제 팔을 부드럽게 뒤로 가져와 어깨, 갈비뼈, 엉치뼈, 발뒤꿈치를 호흡마다 릴랙스하며 내려주고 손을 깍지를 낍니다(b). 앞쪽에서 가슴이 열리고 확장되면서 뒤쪽에선 여러분의 견갑골(shoulder blade)이 모이는 것을 느낍니다. 이 자세에서 숨을 3번 정도 쉬고 나서 이완(relax)합니다.

3. 숨을 깊게 쉬면서 여러분의 어깨를 부드럽게 3번 정도 앞뒤로 돌립니다. 팔꿈치를 굽혀 왼팔을 뒤로하여 왼손을 등 중간 높이에 위치합니다. 오른팔을 들고 오른손을 등 아래로 뻗어 양손의 손가락을 서로 움켜줍니다(c). [만약 손가락이 닿지 않는다면 사진처럼 부드러운 벨트를 사용합니다(d)] 등 하부를 아래로 신전하여 허리를 아치(arch) 모양으로 만들지 않으면서 골반을 부드럽게 집어넣습니다. 숨을 내쉴 때마다 견갑골, 엉치뼈, 발꿈치를 아래로 릴랙스하면서 자세를 잠시 유지합니다. 여러분의 오른쪽 팔꿈치는 천장을 향해 있어야 하고 왼쪽 팔꿈치는 바닥을 향해야 합니다. 릴랙스합니다. 반대쪽에서 반복합니다.

4. 벽을 보면서 벽에서 약 30㎝ 떨어진 위치에 무릎을 넓게 벌려 무릎을 꿇

고 엉덩이는 발뒤꿈치 위에 올려놓습니다. 호흡을 깊게 하고 숨을 내쉬면서 골반과 허벅지를 밑을 향해 릴랙스합니다.

여러분의 팔을 머리 위로 스트레칭하고 손바닥을 벽 위에 어깨너비만큼 벌려 올려놓고 손가락을 펼칩니다. 골반을 아래로 밀어 엉치뼈가 발꿈치를 향해 내려오게 하고 등 하부가 릴랙스한 상태를 유지합니다. 손바닥을 최대한 높게 들고 가능하면 팔꿈치는 곧게 유지합니다(e). 숨을 내쉴 때마다 손을 움직이지 않고 가슴을 바닥을 향해 릴랙스합니다. 꼬리뼈를 아래로 유지하여 등 하부가 말리는 것을 방지하는 것에 집중합니다. 상완과 어깨가 스트레칭 되는 느낌을 받을 겁니다. 숨 3번 쉴 때까지 유지하고 나서 천천히 올라옵니다.

한두 번 반복합니다.

효과 ┃ 이 운동은 어깨와 흉곽을 릴랙스하고 흉강의 용량을 증가시킵니다. 임신 말기에 흉곽에서 흔하게 나타나는 통증을 완화하고 긴장성 두통을 완화 또는 예방하며 호흡과 자세를 개선하는 데 도움이 됩니다. 대부분 임신 운동은 골반 부위를 강조하지만 어깨도 꾸준히 운동하여 몸 전체에 균형 잡힌 이완(relaxation)을 유지하고 출산 후 아이를 안고 다니기 위해 강화해야 합니다.

Exercise VI: Shoulder release

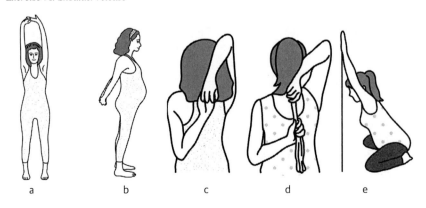

a   b   c   d   e

⸱ 운동 순서 VII: 스쿼트 ⸱

A. 종아리 스트레칭

Exercise VI A: Calf stretch

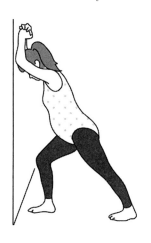

1. 벽을 보고 섭니다. 양발이 벽을 똑바로 향하게 하여 왼쪽 다리를 오른쪽 다리 앞에 놓습니다. 왼쪽 무릎을 굽힙니다. 오른쪽 무릎은 편 상태를 유지합니다. 손을 꼭 쥐고 여러분의 팔꿈치와 전완이 벽에 닿도록 앞으로 기댑니다. 발뒤꿈치가 들리지 않을 때까지 오른쪽 발을 뒤로 뺍니다. 호흡을 깊게 하고 숨을 내쉴 때마다 오른쪽 무릎 뒤편을 릴랙스하고 열어주어 오른쪽 발뒤꿈치를 바닥으로 가라앉게 합니다. 여러분은 오른쪽 종아리 근육과 아킬레스건을 따라 스트레칭 되는 것을 느낄 것입니다. 잠시 스트레칭하면서 호흡을 합니다.

2. 다리를 바꿉니다. 양쪽 다리에 2~3회 반복합니다.

🩺 경련

다리에 경련이 나면 발뒤꿈치를 신전(extend)하여 발가락을 몸 쪽으로 가져오고 근육을 부드럽게 마사지합니다. 임신 중 무엇이 경련을 일으키는지는 확실치 않으나 종아리 스트레칭을 충분한 전반적인 운동과 병행하면 보통 경련을 완화하거나 없애는 데 도움이 됩니다. 칼슘 보충제도 도움이 될 수 있습니다(마그네슘을 함유하고 납이 없는 것을 확인하세요).

효과 | 이 자세는 햄스트링과 종아리 근육의 긴장을 풀어주어 다리로 혈액 순환을 개선하면서 피로를 줄입니다. 발목 유연성을 증가시키므로 스쿼트에 도움이 됩니다. 특히 밤에 수면 직전에 연습한 경우 종아리의 경련을 완화시키거나 감소시킵니다.

B. 강아지 자세

1. 손과 무릎을 모두 30㎝로 벌리고 엎드립니다(a). 이 운동은 견고한 미끄럼 방지 요가 매트에서 하는 것이 가장 좋습니다. 아니면 미끄러지는 것을 막기 위해 여러분의 손가락을 벽에 닿도록 합니다. 잠시 깊은 호흡을 하여 목과 어깨를 릴랙스합니다.
2. 발가락을 밑에 밀어 넣고 골반을 들어 발가락으로 서도록 합니다(b).
3. 숨을 내쉬면서 여러분의 골반을 뒤로 빼고 발뒤꿈치를 내려 가능하면 바닥에 위치시킵니다(c). 다리를 곧게 펴고 어깨와 팔을 릴랙스하게 유지하도록 하고 여러분의 체중이 골반을 건너뛰고 다리 뒤편과 발뒤꿈치를 타고 바닥으로 내려가도록 합니다.

   호흡을 몇 회하고 숨을 아래로 내쉬어 발뒤꿈치를 통하도록 하며 꼬리뼈를 발뒤꿈치를 향해 뺀 상태로 무릎 뒤편을 열어줍니다.
4. 엎드린 안정 자세(resting position)로 돌아와서 릴랙스합니다.
5. 만약 원한다면 짧게 지속하며 2회 더 반복합니다.

   이 운동은 처음엔 꽤 힘들 수 있고 여러분은 상체가 좀 무겁게 느껴질 것입니다. 연습을 통해 다리 뒤편이 더 열리고 덜 긴장하기 때문에 발뒤꿈치가 바닥에 닿을 때 더 쉽게 어깨와 척추에서 긴장이 풀리는 느낌을 받을 것입니다.

효과 | 종아리 스트레칭과 같습니다. 또한 강아지 자세가 쉬워졌다면 목과 어깨의 긴장을 풀어주고 척추를 스트레치하고 신전하는 데 도움이 된다고 느낄 것입니다.

Exercise VI B: Dog pose

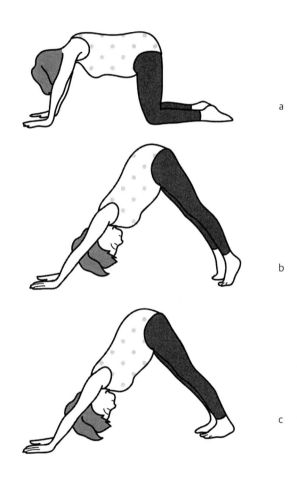

C. 스쿼트(기본 V)

✓주의사항 만약 치핵이나 정맥류(varicosities), 또는 자궁경부에 봉합이 있거나 풀 스쿼트가 어렵다면 스쿼트를 할 때마다 낮은 등받이 없는 의자나 책을 쌓아올린 것을 사용합니다(a). 혼자 하는 것이 어렵다면 파트너 동반 스쿼트로 시작하거나(아래 '파트너와 함께' 참고) 창문틀이나 욕조 모서리 같은 것을 잡도록 합니다.

1. 혼자 스쿼트 하려면 발을 약 45㎝로 벌리고 평행하게 두거나 약간 바깥을 향하도록 합니다. 발뒤꿈치를 붙이고 무릎을 굽힌 다음 손을 바닥에 위치하고 나서 골반을 다리 사이로 내리고 손을 꼭 잡습니다. 팔꿈치를 사용해 무릎을 벌리고, 족궁을 들어 올립니다(b). 어깨와 척추는 이완(relaxed) 상태를 유지하고 꼬리뼈는 발뒤꿈치를 향해 내리도록 합니다. 벽 가까이서 엉치뼈가 닿게 보조를 받는 것도 도움이 될 수 있습니다.

2. 수 분간 유지하고 나서 일어섭니다.

파트너와 함께 ▎ 서로 손목을 잡고 한 팔 길이만큼 떨어져 팔꿈치를 펴고 서도록 합니다. 여러분의 파트너는 한쪽 발을 반대쪽 발 앞에 놓고 발뒤꿈치를 단단히 고정시키고 골반은 아래로 밀어 넣고 상체를 약간 뒤로 젖혀 허리를 구부리거나 부담이 가지 않으면서 여러분의 체중을 지지할 수 있도록 합니다.

여러분의 발을 약 45㎝ 벌려 평행이 되거나 약간만 밖으로 돌려 서도록 합니다. 숨을 내쉬면서 파트너를 붙잡아 지지하면서 발뒤꿈치를 바닥에 내려놓고 무릎을 굽히고 골반을 무릎 사이로 가지고 내려오도록 합니다. 족궁을 들어 올려 여러분의 체중을 발의 바깥 모서리로 가져오고 무릎을 최대한 벌리도록 합니다(c). 숨을 내쉬면서 어깨와 척추를 릴랙스하고 꼬리뼈를 발뒤꿈치를 향해 내립니다. 자세를 유지하면서 호흡을 수회 하고 나서 천천히 일어섭니다. 한 번 반복합니다.

혼자 스쿼트하는 것이 좀 쉬워졌다면 파트너는 여러분 뒤에 서서 상체를 앞으로 숙이고 (허리를 곧게 유지하면서) 양 손바닥을 여러분의 무릎 위에 놓고 허리를 다리로 지지하면서 파트너의 체중으로 부드럽게 눌러 여러분의 체중이 발뒤꿈치로 내려가고 무릎을 벌리도록 도와줍니다(d). 자세를 유지하면서 호흡을 수회하고 나서 이완합니다.

효과 ┃ 스쿼트는 골반을 최대로 열어줍니다. 또한 골반의 기울어짐을 교정하기 때문에 골반근육이 알맞은 긴장을 형성하고 강한 인대가 척추에 자궁을 똑바른 위치로 고정하는 데 도움이 됩니다. 이것은 결국 태아가 출생하는 데 적절한 위치에 가도록 돕게 됩니다. 스쿼트는 또한 골반 부위 전체에 혈액 순환을 개선해 변비를 예방하거나 완화시키고 골반바닥을 이완(relax)시킵니다. 스쿼트를 규칙적으로 연습하면 자세가 편해져서 진통과 분만 시 사용할 수 있습니다(파트너나 등받이 없는 의자의 지지 또한 받을 때).

Exercise VI C: Squatting

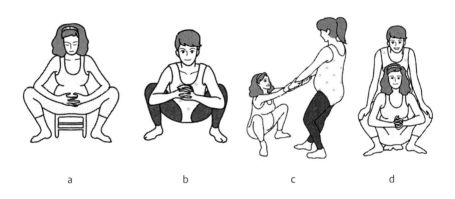

a   b   c   d

변비

스쿼트 이외에 쌀과 보리나 건과류를 먹으면 변비를 완화시키는 데 도움이 됩니다. 충분한 양의 수분을 섭취하고 식단에 풍부한 채소, 생과일, 샐러드를 포함하도록 합니다. 정제된 곡물은 변비를 매우 잘 일으키기 때문에 모든 곡물은 비정제물이어야 합니다. 배변 신호가 왔을 때 지연이 되면 변비를 일으킬 수 있기 때문에 꼭 조치를 취하도록 합니다. 변기 양쪽에 낮은 등받이 없는 의자를 놓아 발을 올릴 수도 있습니다. 스쿼트 자세가 장을 릴랙스하기 때문에 스쿼트 자세로 용변을 볼 수 있게 됩니다. 매일 걷기나 운동하는 것 또한 중요합니다.

D. 골반 바닥 운동(기본 VI)*

✓주의사항 만약 치핵, 외음부 정맥류(vulval varicosities) 또는 자궁경부 봉합이 있다면 스쿼트 대신 무릎-가슴 자세를 합니다.

1. 손을 여러분 앞 바닥에 놓고 발뒤꿈치를 살짝 들고 앉아 스쿼트를 합니다.

2. 눈을 감고 여러분의 의식을 골반바닥에 집중합니다. 요도, 질, 항문을 둘러싸고 골반바닥을 형성하는 근육. 아기는 여러분이 분만할 때 질 근육을 통과할 것입니다.

3. 숨을 들이쉬면서 골반바닥 근육을 위쪽 방향으로 자궁을 향해 끌어당겨 수축하고 잠시 유지합니다.

숨을 내쉬고 이완(relax)합니다. 수회 반복합니다.

4. 이제 숨을 들이쉬고 골반바닥을 끌어올립니다. 숨을 내쉬면서 근육을 팽팽하게 하고 계속 유지하면서 숨을 들이쉬고 마지막으로 날숨과 골반바닥을 함께 4개의 작은 단계로 마지막 단계를 가장 길게 하고 풀어줍니다. 2회 반복합니다. 연습하면서 더 쉬워질 것입니다.

5. 이제 평상시처럼 호흡하면서 조이고 빠르게 이완하는 것을 10회 반복합니다(만약 치핵이나 외음부 정맥류가 있으면 근육 톤을 개선하고 정맥류를 감소하기 위해 이것을 무릎-가슴 자세에서 매일 아침저녁으로 50~100회 합니다).

특히 출산 전 마지막엔 가끔 골반바닥을 이완시켜 아이의 머리가 내려와 골반에서 나오는 것을 상상해볼 수 있습니다. 여러분이 아이의 숨을 내쉬게 할 수 있다고 상상합니다. 이런 상상이 진통에서 매우 도움이 될 수 있습니다.

효과 | 골반바닥 운동은 수축을 통해 골반바닥 근육의 힘을 기르고 탄력을 개선하며, 이 근육을 마음대로 이완하는 데 목적이 있습니다['놓기(letting go)']. 골반바닥의 탄력을 잘 유지하는 것은, 특히 임신 중에는 골반바닥 근육이 골반과 복부의 모든 내용물을 지지하게 되므로, 여성의 건강에 필수적입니다. 이 운동으로 자궁탈출, 탈장, 방광류와 같이 골반바닥이 약해 생기는 문제를 예방하거나 위험을 낮출 수 있고 정맥류도 완화시킬 수 있습니다. 이 운동은 이 부위의 혈액 순환을 개선시키고 출산 시 회음부 열상이나 손상의 위험을 감소시킵니다. 아기가 태어날 때 머리가 골반바닥 근육을 통과해야 하기 때문에 골반바닥 근육을 이완(relax)하는 법을 알면 큰 도움이 됩니다. 골반바닥 운동을 임신 중 매일 연습하면 분만 시 골반바닥에 손상을 입을 확률을 낮추고 산후에도 빠른 회복을 촉진(promote)합니다. 분만 후 가능하면 빨리 연습을 재개하고 그 후 몇 주동안 계속합니다. 여성의 일생동안 꾸준히 골반바닥 운동을 해야 합니다.

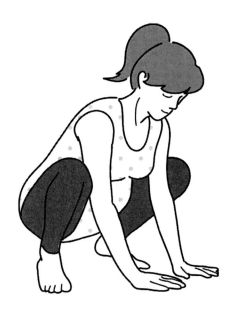

Exercise VII D: Pelvic floor exercise

๑ 운동 순서 VIII: 척추 이완 ๑

✔주의사항 이 운동은 출산 예정일 6주 전까지 시행하며 똑바로 눕지 말아야 하는 6주부터는 시행하면 안 됩니다.

A. 기본 눕기 자세

1. 누운 다음에 무릎을 굽히고 발을 약 30㎝ 벌린 다음, 발뒤꿈치가 엉덩이와 가깝게 오도록 합니다. 발뒤꿈치를 약간 외측으로 돌려 발이 평행이 되도록 합니다. 여러분의 손을 하복부에 위치시킵니다. 여러분의 눈, 턱, 어깨를 가슴 쪽으로 붙여 목 뒤편을 이완합니다.
2. 호흡을 깊게 하면서 허리 뒤편을 바닥에 내려놓습니다. 숨을 내쉬면서 복부가 아래로 부드럽게 움직이는 것을 느끼고 숨을 마시면서 여러분의 손 쪽으로 서서히 확장되는 것을 느낍니다. 잠시 계속 숨을 깊게 쉬면서 깊이 이완될 때까지 긴장을 풀도록 합니다.

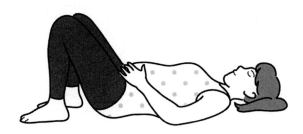

Exercise VIII A: Basic reclining position

B. 골반 들기

1. 기본 눕기 자세로 누워서 팔을 여러분 옆구리 옆에 두고 손바닥은 아래를 향하게 합니다. 바닥에 뒤꿈치를 내려놓습니다.
2. 두 발을 견고하게 딛고 평행인 것을 유지하면서 숨을 내쉰 후 골반을 천장을 향해 올려 엉치뼈를 신전시키고 체중이 부드럽게 목, 어깨, 발로 내려올 때까지 척추를 들어 올립니다. 목과 어깨를 완전히 이완시킵니다. 천천히 숨을 들이마십니다.
3. 이제 숨을 내쉬면서 척추를 천천히 풀어 목에서부터 아래로 한 번에 한 척추뼈씩만 이완하여 모든 척추뼈가 다시 바닥과 닿을 때까지 진행합니다. 편안한 호흡을 합니다.
4. 3회 반복합니다.

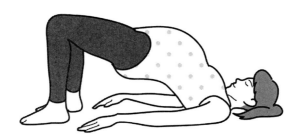

Exercise VIII B: Pelvic lift

C. 등하부 이완

1. 똑바로 누워 발을 바닥에서 들어 올립니다. 골반 뒤편이 바닥에서 떨어지거나 어깨를 긴장시키지 말고 손을 사용해 어깨 쪽으로 무릎을 부드럽게 당깁니다(a). 잠시 깊은 호흡을 하고 등 하부에 긴장을 풉니다.

2. 이제 발뒤꿈치를 꼬고 손을 옆구리 옆에 놓은 다음 엉덩이를 돌려 등 하부로 바닥에서 원을 3번 그립니다(b). 다시 중앙으로 와서 반대 방향으로 반복합니다.

3. 여러분의 왼쪽 다리를 뻗어서 바닥 위에 두고 오른쪽 다리를 굽혀 무릎을 고정 후 어깨 쪽으로 살살 당깁니다(c). 곧게 펴진 다리와 골반 뒤편 근육이 바닥에서 떨어지지 않도록 하고 엉덩이가 평행이 되어야 합니다. 잠시 멈춘 후 숨을 내쉬면서 릴랙스하고 다리를 바꿉니다.

효과 Ⅰ 이 운동은 엉치엉덩관절의 압력을 없애고 긴장을 풀어 등 하부의 통증과 피로를 감소시킵니다.

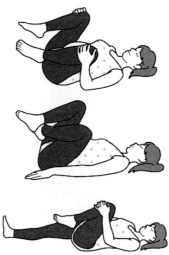

Exercise VIII C: Lower back release (a, b, and c)

능동적인 출산

D. 척추 비틀기

1. 똑바로 누워 양 무릎을 올립니다. 발을 모아 발뒤꿈치가 최대한 엉덩이에 가깝게 합니다. 손바닥을 아래로 향하게 하고 양팔을 벌려 팔이 어깨와 일직선상이 되도록 합니다. 여러분의 어깨와 척추를 이완시켜 바닥으로
2. 호흡을 깊게 하고 숨을 내쉬면서 팔과 어깨는 바닥과 떨어지지 않도록 하면서 하체를 왼쪽으로 돌려 무릎을 바닥에 내려놓습니다. 척추 전체가 비틀리도록 머리를 오른쪽으로 돌립니다(b). 호흡을 깊게 하고 잠시 이완합니다.
3. 중앙으로 다시 옵니다. 숨을 내쉴 때마다 여러분의 척추를 이완해 바닥 방향에 오도록 하면서 심호흡을 수회 합니다.
4. 반대 방향으로 돌립니다. - 무릎은 오른쪽, 머리는 왼쪽으로.
5. 중앙으로 다시 옵니다.

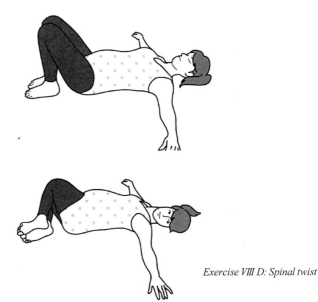

Exercise VIII D: Spinal twist

파트너와 함께 ▮ 파트너는 시작할 때 척추를 돌리기 전에 여러분 오른편에 앉아 왼손으로 여러분 오른쪽 어깨를 고정하여 도울 수 있습니다. 그러고 나서 여러분이 하체를 왼쪽으로 돌렸을 때 양어깨가 바닥과 접촉을 유지하면서 파트너가 오른손을 여러분의 엉덩이뼈에 올려 밀지는 않으면서 부드럽게 여러분이 다리를 아래쪽으로 회전하는 것을 도울 수 있습니다.

잠시 멈췄다가 파트너를 왼쪽에 두고 반대편에서 반복합니다.

효과 ▮ 척추 비틀기는 척추 전체를 부드럽게 돌려주어 근육과 척추 관절을 스트레칭하고 이완합니다. 이것은 척추를 강화하고 등 하부의 긴장을 풀어줍니다. 이 운동을 꾸준히 연습하면 목부터 꼬리뼈까지 척추 전반에 걸쳐 유연성이 증가합니다.

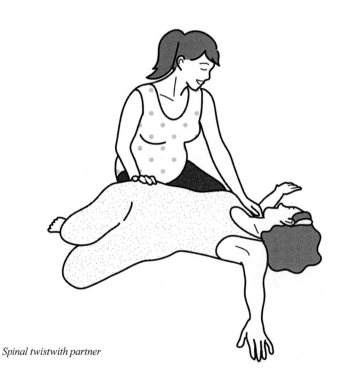

Spinal twistwith partner

능동적인 출산

E. 이완

1. 옆으로 누운 다음 쿠션을 머리 아래 두고 위에 있는 다리를 굽힌 후 무릎 아래에 또 쿠션을 두어 완전히 편안한 자세를 취합니다. 눈을 감고 체중이 바닥으로 편안히 내려앉도록 합니다. 호흡을 깊게 하여 숨을 내쉬면서 신체 각 부위를 돌아가며 이완합니다. 여러분의 의식이 호흡에 집중되도록 유지하면서 더 깊게 이완하며 여러분의 중심을 찾습니다. 이렇게 5~20분간 있도록 합니다.
2. 올라오기 전 여러분의 의식을 태아에 집중하고 수 분간 함께 평온한 이완을 합니다.
3. 끝나면 눈을 천천히 떠 바깥세상을 보려 서두르지 말고 빛이 천천히 들어오도록 합니다. 천천히 스트레칭하고 때가 되면 일어서면서 내면의 평온함과 이완된 감각을 유지합니다.

운동 후 과일주스, 미네랄워터, 또는 허브차를 마시도록 합니다. 운동 후 바로는 격한 움직임을 하지 않도록 합니다. 이상적으로 세션 후 수영, 목욕을 하거나 야외에서 산책하는 게 좋습니다.

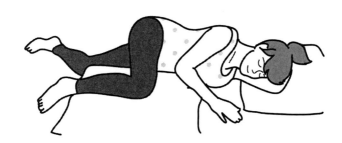

Exercise VIII E: Relaxation

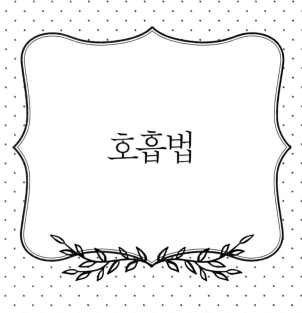

4장

호흡법

분만과 출산을 위한 특별한 호흡법은 없습니다. 하지만 분명한 건 건강하게 호흡하는 방법은 있다는 것입니다. 건강한 호흡은 우리 몸을 긴장과 스트레스로부터 이완시켜 줍니다. 하지만 많은 현대인들이 올바르지 못한 호흡으로 뻣뻣한 몸을 가지고 있습니다. 그렇다면 올바른 호흡법이란 무엇일까요? 아기나 어린아이의 호흡을 관찰하면 흉부의 움직임이 적고 복부가 위아래로 움직이면서 어깨가 이완되는 것을 볼 수 있습니다. 이것이 자연스럽고 올바른 호흡입니다. 우리는 대부분 성인이 되면서 복부 대신 흉부로 호흡하는 방법을 사용하기 때문에 호흡 능력의 약 1/3만 사용하게 됩니다. 이렇게 호흡능력을 다 사용하지 않으면 폐에 이산화탄소가 남아 있는 상태에서 숨을 들이쉬기 때문에 깨끗한 산소의 공급이 감소하게 됩니다.

우리의 생존과 건강은 호흡에 달려 있습니다. 호흡은 우리 몸의 기본 리듬입니다. 숨을 들이쉴 때마다 생기를 주는 공기가 들어옵니다. 숨을 내쉴 때마다 노폐물을 제거합니다. 이 계속적인 가스의 교환, 이 에너지 흐름은 우리가 태어날 때 시작해서 일생동안 계속됩니다. 몸의 모든 활동은 호흡과 밀접하게 연결되어 있습니다.

☞ 호흡 시 어떤 일이 일어나나요? ☜

공기 통로의 문은 코입니다. 콧구멍의 작은 털이 먼지 입자가 폐에 들어오는 것을 막습니다. 비강은 점막으로 덮여있어 공기를 따뜻하게 하고 먼지와 미생물을 걸러냅니다. 우리의 후각은 유해한 가스를 들이마시는 것을 방지하고 분비샘은 세균과 싸웁니다.

호흡과 직접적으로 관련 있는 근육은 흉부와 복부를 나누는 강한 근육의 칸막이인 횡격막과 갈비뼈 사이에 있는 늑간근입니다. 폐 자체에는 근육이 없습니다. 폐는 주위의 빈 공간인 흉강으로 확장됩니다. 폐를 둘러싸는 강한 막은 폐를 흉벽과 연결하는데 공기를 들이쉬고 내쉴 때 흉벽의 움직임이 폐를 팽창시키고 수축시킵니다.

숨을 얕게 쉴 때 늑간근을 주로 사용하게 됩니다. 숨을 깊게 쉴 때는 횡격막까지 리드미컬하게 위아래로 움직여 흉강이 완전히 확장될 수 있게 합니다.

효율적인 호흡은 좋은 자세에서 나옵니다. 여러분의 가슴이 수축되고 어깨가 구부러져 있다면 흉강의 공간이 더 적고 호흡이 제대로 되지 않습니다.

둥근 아치 천장처럼 생긴 횡격막은 숨을 들이쉴 때 수축하면서 평평해져서 복부 장기를 아래로, 복부는 바깥으로 밉니다. 숨을 내쉴 때 횡격막은 이완되어, 흉강을 향해 위쪽 방향으로 아치 모양으로 됩니다. 이것이 깊은숨을 쉬면 여러분의 복부가 들숨과 함께 나오고 날숨과 함께 들어가는 이유입니다. 횡격막은 호흡마다 위아래로 움직이면서 간, 위, 다른 내부 장기에 약간의 압박을 가하게 됩니다. 폐의 리듬은 내부 장기의 자연적인 기능을 자극하는 메시지로 전환됩니다. 호흡은 이 장기의 혈액 순환을 촉진시키고 대사를 개선합니다. 우리가 흉식 호흡을 할 때는 이 유익한

메시지를 받을 수 없습니다.

고형 음식 없이도 몇 주를, 물 없이도 수일을 생존할 수 있으나 공기 없이는 수 분밖에 살 수 없습니다. 모든 살아있는 세포는 산소를 흡수하고 이산화탄소를 내보냅니다. 임신과 진통에서 여러분은 몸뿐만이 아닌 여러분의 아기를 위해서도 호흡을 하는 것입니다.

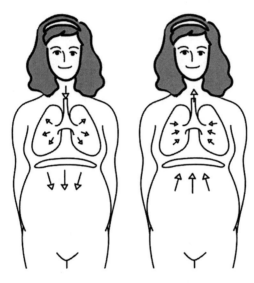

공기가 폐로 들어갈 때,
횡경막은 아래로 움직이고
복부의 압력은 증가하게 됩니다.

공기를 내보내면
횡경막은 위로 움직이고
복부의 압력은 감소하게 됩니다.

진통 중 호흡 ♪

우리는 보통 코를 통해 숨을 들이쉬고 내쉽니다. 깊은 호흡 운동에서는 (3장, 운동 순서 I) 입을 통해 내쉬는 것을 추천합니다. 대부분의 여성은 진통 시 모든 격렬한 활동처럼 자연적으로 입을 통해 숨을 내쉬는 경향이 있습니다. 여러분은 아무런 생각 없이 보통 코를 통해 숨을 들이쉬고 내쉬는데 깊은 호흡 운동 연습을 통해서 진통 중에 또는 때로 운동할 때 원하면 입을 통해 내쉬도록 연습합니다. 이 운동을 꾸준히 하면 호흡을 깊게 하여 가슴의 용량을 모두 사용해 호흡하고 횡격막 근육을 올바르게 사용하는 데 도움이 됩니다. 또한 내면과 호흡의 기본 리듬에 집중하도록 가르침을 줄 것입니다. 전적으로 자동인 심장박동의 리듬이나 자궁의 리듬과는 달리 호흡의 리듬은 수의적인 것과 불수의적인 것이 동시에 일어납니다. 우리는 의식적으로 호흡 속도를 조절할 수 있고 이것은 우리의 의식상태에 직접적인 영향을 끼칩니다.

호흡은 정신과 감정에 매우 밀접한 관련이 있습니다. 하타 요가에서 깊은 호흡의 연습은 명상의 전 단계라고 할 수 있습니다. 호흡에 집중하고 내면을 향하는 것은 깊은 단계의 의식을 경험하기 위한 간단하고 효과적인 방법입니다.

임신 중에 깊은 호흡을 연습하면 마음을 평온하게 진정시키는 데 도움이 되며 생각이 차분해집니다. 그러면 내면의 고요함을 경험하고 자궁 속 태아의 존재에 대해 집중할 수 있습니다. 깊은 호흡은 임신 중 평화롭고 즐거운 시간을 더 잘 느끼게 해주며 불안하거나 몸이 편치 않을 때 도움이 됩니다.

진통 시에는 호흡이 여러분이 겪고 있는 깊고 강렬한 감정을 견디는 데 도움을 줍니다. 진통 중에 기억해야 되는 특별한 호흡법은 없습니다. 호흡은 자발적으로 하면 됩니다. 그러나 진통 중 긴장, 불안, 두려움이 느껴지면 깊은 호흡을 이용해 자신을 진정시키고 중심을 잡으며 의식을 내면으로 향하게 집중할 수 있습니다. 이것은 주위에 일어나고 있는 일을 무시하고 진통에 적합한 의식의 상태에 도달할 수 있게 합니다. 또한 수축이 고통스럽기 시작할 때 깊은 호흡에 집중하면 큰 도움이 됩니다. 수축의 피크를 통과할 때 길고 느리게 숨을 내쉬는 것에 집중하면 수축 동안, 수축 사이에도 이완된 상태를 유지하게 됩니다. 수축의 강도가 증가하면 여러분은 6장에 나오는 동작과 자세를 취하는 것 이외에 날숨과 함께 낮고 깊은 소리를 내는 것이 도움이 될 수 있습니다. 이런 식으로 호흡하는 것은 통증을 안에 쌓아둬서 더 긴장하고 고통이 심해지지 않게 하며 통증을 표현하는 데 도움을 줄 것입니다.

출산을 경험한 많은 분이 저에게 호흡에 집중하는 것이 진통을 극복하는 데 도움이 되었다고 말합니다. 한 출산한 여성의 말에 따르면 "매 수축 동안 저는 깊은 호흡을 했고 어떨 때는 많이 빠르고 시끄럽기도 했지만 항상 집중하고 통증이 사라지는 것을 인지하면서 호흡을 했습니다. 저는 아기가 어디에 있는지, 제 몸이 무엇을 하는지 정확히 인지했고 나중에 사람들이 수축하는 근육을 제외하면 다른 부위가 얼마나 이완됐는지 말하곤 했어요."라고 했습니다.

임신 중 깊은 호흡을 꾸준히 연습하면 진통을 할 때 호흡에 집중하는 능력을 향상시킬 겁니다. 사전에 더 많이 연습할수록 진통 시에 특별히 노력하지 않고도 쉽게 호흡을 할 수 있습니다. 깊은 호흡과 명상법을 꾸준히 연습하면 더 강력한 도구가 될 것입니다. 그리고 분만 시 같이 있을 파트너와 호흡을 연습하는 것은 신나는 일입니다.

여러분이 깊은 호흡을 시작할 때 진정과 이완을 느낄 것입니다. 시간이 지나고 이 느낌은 더없이 행복한 명상으로 이어지게 되어 여러분의 몸과 마음을 통일시키고 태아에 대한 인식을 높일 것입니다. 이것은 진통 중 수축 사이의 평온함과 매우 비슷합니다. 깊은 호흡은 분만 후 아기를 돌볼 때도 진정과 이완을 도와줍니다.

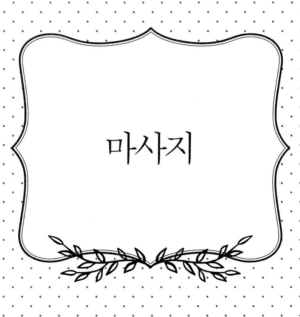

5장

마사지

출산과 진통에서 움직임, 자세, 호흡과 함께 마사지도 여러분에게 큰 도움이 됩니다. 마사지는 편안함을 주고 통증을 완화시킵니다. 여러분은 손이 가지고 있는 이완과 치료의 힘에 놀랄 것입니다. 서로에 대한 사랑과 애정을 표현하고 통증과 불필요한 근육의 긴장을 완화시킬 수 있습니다.

마사지는 연습이 필요합니다. 여러 종류의 마사지가 있지만 이 책에서는 특정한 방법을 사용하지 않고 가장 간단한 마사지를 알아볼 것입니다.

마사지를 어떻게 해야 느낌이 좋고 어떤 부위가 마사지가 필요한지 찾아봅시다. 가급적 진통을 함께할 사람과 같이하세요. 어떤 여성은 진통 중 마사지 받는 것을 좋아하고 통증을 완화시키는 데 도움이 된다고 생각하지만 어떤 여성은 만지는 것을 싫어할 수 있다는 것을 항상 명심해야 합니다. 언제, 어떻게 마사지를 받을 것인지 진통 중 만지는 것을 원하지 않을지 미리 알기란 불가능합니다. 때로 진통 중 마사지는 정신을 산만하게 하거나 성가실 수 있으나 많은 여성은 감통과 안정감에 도움을 준다고 느낍니다. 여러분은 아마 임신 중 마사지 연습하는 것을 즐기실 것이고 진통 중 무엇이 좋을지는 그때 정하면 됩니다.

4가지 기본적인 마사지 종류가 있습니다.

- **표면 쓰다듬기**(surface stroking): 이것은 일반적으로 손바닥으로 시행합니다. 매우 심한 통증이나 경련 또는 아기나 어린아이에게는 가벼운 쓰다듬기만이 가능한 경우가 있습니다.

- **깊게 쓰다듬기**(deep stroking): 이것은 표면 쓰다듬기와 같은 방식으로 시행하나 보통 더 강한 압박을 줍니다.
- **깊은 압박**(deep pressure): 이것은 손가락 끝이나 엄지로 한 번에 작은 부위를 단단히 눌러 긴장된 부위까지 깊게 들어가고 때로 작은 원 모양을 그려 풀어줍니다. 깊은 마사지는 피부보다는 근육 조직과 뼈에 효과가 있습니다.
- **주무르기**(kneading): 이것은 손 전체를 사용해 근육을 쥐고 놓는 것을 번갈아 가면서 시행합니다. 엉덩이나 허벅지처럼 큰 근육에 효과적입니다.

시작은 자신의 손이나 발부터 하는 것이 좋습니다.

❖ 손 마사지

1. 한 손으로 다른 손의 피부 표면과 그 아래 뼈 구조를 살펴봅니다. 모든 관절의 가동 범위를 살펴봅니다. 각 손가락을 뒤로 앞으로 굽혀보고 당겨보고 비틀어봅니다. 그러고는 손가락을 옆으로 벌려봅니다.
2. 이제 손뼈와 손목뼈의 뒤편 뼈 사이의 공간 깊이 살펴봅니다.
3. 마지막으로 빠르게 손을 흔들어 어깨에서 동작이 시작되게 합니다. 팔 전체를 이완시키고, 손목이 완전히 이완되게 유지합니다.
4. 다른 손을 같은 방식으로 마사지합니다.

이제 같은 방식으로 발을 살펴보세요.

❖ 발 마사지

1. 엄지손가락을 사용해 압박의 정도를 다르게 해보세요. 발등의 아치까지

전부 엄지로 작은 원을 그리면서 최대한 꾹 눌러줍니다. 아픈 곳이 있으면 잠시 마사지하여 통증이 사라지도록 해보세요. 아마 작은 크리스털 같은 뻣뻣한 게 피부 아래 느껴지고 마사지하면 없어지는 것 같을 겁니다.

2. 엄지발가락 맨 아랫부분 주위, 발바닥, 발목, 종아리 전부 같은 방식으로 해봅니다.

3. 마지막으로 발등, 발가락을 하나씩 살펴보고, 뒤로도 앞으로도 굽혀보고 각 관절의 한도까지 구부려보세요. 그리고 나서 당기고 비튼 다음 마지막으로 각각 벌려보세요.

4. 반대쪽 발을 같은 방식으로 마사지합니다.

자신의 발을 마사지하는 것이 즐거웠다면 여러분의 파트너에게 발 마사지를 해주세요. 그리고 나서 몸의 다른 부위, 목과 어깨, 등과 가슴을 해보세요. 경험이 쌓이면 여러분이 창의력을 발휘해서 다양하게 해보세요. 여러분의 즐거움도 커질 것입니다. 마사지에 대한 다른 좋은 책도 찾아보세요. 마사지 수업도 많이 있습니다.

ᴥ 임신을 위한 마사지 ᴥ

임신을 하면 배가 무거워지고 체액이 증가하기 때문에 스트레스와 불편감을 해소할 수 있는 마사지가 좋습니다. 등 하부, 어깨, 발은 특히 취약합니다. 규칙적으로 마사지를 하면 상당한 효과를 볼 수 있을 것입니다.

⸱ 자가마사지 ⸱

목욕 후 피부, 특히 배와 가슴에 아몬드나 맥아와 같은 좋은 식물성 오일을 바르면서 여러분의 몸 전체를 살펴보세요. 이것은 임신선이 생길 가능성을 줄여줍니다.

임신 마지막 달에서 분만 준비를 위해 목욕 후 매일 회음부에 오일을 바르고 부드럽게 스트레칭하는 것을 추천합니다. 골반 부위와 친숙해지고 골반의 뼈를 살펴보고 사타구니에 긴장을 풀어주면 분만에 도움이 될 것입니다. 자궁경부를 느껴보면 좋습니다(목욕 후 스쿼트 자세에서 부드럽게 하도록 합니다).

운동하면서 스트레칭 되는 부위를 부드럽게 마사지합니다. 특히 허벅지 내측을 마사지합니다.

⸱ 파트너와 함께 ⸱

자기 전에 파트너와 마사지를 연습하는 것이 도움이 됩니다. 몸을 풀려면 다음을 해보세요.

❖ 머리와 목 마사지

주의사항: 임신 초기에 똑바로 눕는 것이 편할 수 있으나 임신 말기, 진통 시에는 누운 자세를 피해야 합니다. 어지러움이나 불편함을 느낄 수

있습니다. 여러분이 똑바로 앉거나 무릎 꿇고 있을 때 파트너가 목이나 어깨를 마사지해줄 수 있습니다.

등을 바닥에 대고 무릎을 굽히고 다리를 의자나 침대 위에 올리고 눕습니다. 파트너는 여러분 뒤에 앉거나 무릎 꿇게 합니다. 파트너가 너무 편하지 않도록 합니다. (아니면 여러분이 침대 위에 눕고 파트너가 뒤 의자에 앉을 수 있습니다) 여러분의 파트너가 다음의 지시를 따르도록 합니다.

1. 파트너는 손을 사용해 산모가 숨을 내쉴 때 어깨를 이완할 수 있도록 어깨를 아래 방향으로 누릅니다. 이제 손을 목뒤로 가져가 목 아랫부분에서 머리까지 손을 바꿔가며 단단히 쓰다듬습니다. 몇 번 반복하여 목을 신전시킵니다.

2. 같은 곳으로 다시 가 이번엔 손가락 끝으로 작은 원을 그리며 천천히 목을 타고 올라갑니다.

3. 그러고 나서 여러분의 손으로 산모의 머리를 들어 올려 위 앞쪽 방향으로 천천히 부드럽게 눌러 산모의 턱이 가슴뼈 쪽으로 내려오게 합니다. 1~2초간 멈췄다가 산모의 머리를 천천히 바닥으로 내려놓습니다. 이제 머리를 한쪽으로 부드럽게 돌리고 목의 측면을 단단히 쓰다듬으며 올라가며 머리뼈 바닥까지 단단히 원을 그립니다. 잠시 계속하다 머리를 반대편으로 돌려 반복합니다.

4. 이제 턱뼈, 위턱과 입, 볼, 광대뼈, 코, 관자놀이, 안와 테두리를 살펴봅니다. 부위마다 중심에서 바깥쪽으로 균일하게 쓰다듬습니다. 그러고 나서 같은 부위를 더 단단하고 작은 원을 그리며 더 압박을 줍니다.

5. 눈썹을 중앙에서 바깥쪽으로 쓰다듬고 마지막으로 손가락이 눈꺼풀을 부드럽게 가리도록 손을 머리 한쪽에 위치합니다. 여러분 둘 다 깊게 호흡하면서 이렇게 1분간 조용히 앉아있다가 부드럽게, 부드럽게 여러분의

손을 들도록 합니다.

❖ 허리 마사지

이 마사지는 임신 말기와 진통 중에 할 수 있는 매우 중요한 마사지입니다. 골반으로 가는 신경이 하부 요추와 엉덩이 부위에서 나오기 때문에 특히 수축 중에 통증을 완화하는 데 효과적일 수 있습니다. 여러분은 아마 수축 사이에 파트너가 마사지를 하고 수축 중에는 멈추길 원할 겁니다. 여러분은 깊게 압박하는 마사지를 원할 수도 있고 가볍게 쓰다듬기를 원할 수도 있습니다. 꼬리뼈에 지속적인 압박을 원할 수도 있습니다. 진통 중에는 향이 좋은 탤컴파우더, 콘스다치, 또는 마사지 오일을 준비합니다.

허리 마사지를 연습하려면 무릎 꿇은 자세에서 쿠션을 쌓아놓은 곳에 앞으로 기대고 무릎은 벌리고 발은 서로를 향하는 방향으로 합니다. 파트너는 허리를 곧게 하고 여러분 뒤에 무릎 꿇도록 합니다(아니면 의자에 뒤를 보고 앉습니다. 파트너는 여러분 뒤에서 바닥에 무릎 꿇거나 다른 의자에 앉습니다).

여러분의 파트너가 다음의 지시를 따르도록 합니다.

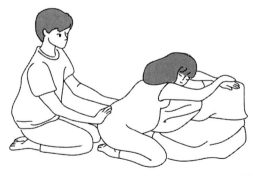

등마사지를 위한 편한 자세

1. 두개저에서 시작하여 각 척추뼈를 느끼고 각각을 작은 원을 그리며 마사지합니다. 엉치뼈까지 계속해나갑니다.

2. 양손의 엄지를 사용해 척주 옆에 있는 근육을 기분 좋을 만큼의 강도로 누르고 다시 작은 원을 그리며 마사지합니다. 긴장된 부위는 더 풀어줍니다.

3. 여러분의 손을 어깨의 부드러운 근육에 놓고 긴장이 풀릴 때까지 주무릅니다.

4. 손바닥의 평평한 면, 특히 손꿈치(손바닥 아랫부분)를 사용해 엉덩이 부위에 파트너가 원하는 압력으로 천천히 리드미컬하게 원을 그립니다. 마사지는 산모의 호흡과 조화를 이루도록 합니다. 연습하는 데 가장 좋은 방법은 마사지할 때 자신의 호흡을 깊게 하는 것입니다.

5. 양손 손바닥을 사용해 등 하부의 중심에서 시작하여 허벅지 방향으로, 아니면 허벅지까지 천천히 내려옵니다. 계속 반복합니다.

6. 한 손을 척추 아래쪽 끝에서 동그랗게 모으고 손꿈치가 엉치뼈를 덮도록 합니다. 손을 움직이지 않고 약간의 압박을 가해 손의 온기가 산모의 등에 전달되도록 합니다. 일부 여성은 이게 수축 시 도움이 된다고 합니다. 산모의 몸을 파트너의 손을 향해 움직이면, 진통 중인 여성은 자신이 필요한 정도의 압박을 만들어낼 수 있습니다.

7. 왼쪽 손바닥을 가장 높은 척추의 꼭대기에 놓고 엉치뼈까지 단단하게 쓰다듬어 내려갑니다. 그리고 나서 오른쪽 손으로 똑같이 하고 손을 바꿔가며 리드미컬하게 반복합니다. 매우 차분해지게 하고 진통 시 오한을 멈추기 위해 사용됩니다.

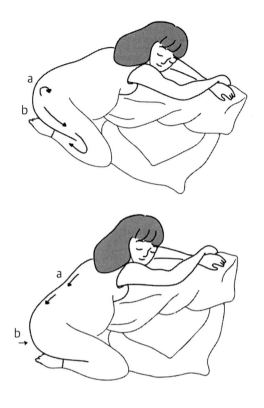

❖ 허벅지, 종아리, 발 마사지

허벅지 안쪽 근육은 진통 중 자주 긴장하고 일부 여성은 이 부위에 수축 시 통증을 느낍니다. 부드럽게 쓰다듬으면 안쪽 허벅지 근육의 이완을 도와 자궁경부의 개대와 골반 부위 전체의 긴장을 풀도록 돕습니다.

종아리를 마사지하면 임신 중 다리 경련을 예방하거나 감소시키고 발의 피곤함과 부종을 완화하는 데 도움을 줍니다.

임신 중에는 체중이 증가하므로 발이 아플 수 있기 때문에 발 마사지를 하면 매우 편안해집니다. 진통 중에도 발 마사지를 하면 도움이 된다고 합니다. 발뒤꿈치의 특정 부위와 아킬레스건이 자궁과 생식기 부위에 영향을 준다고 합니다. 다리 바깥 편에서 발목뼈 밑 부분을 깊게 마사지하면 통증을 완화시키는 데 도움을 줍니다. 발 마사지는 또한 몸 전체가 이완하는 것을 도와 산모가 통증을 이겨내는 데 도움을 줍니다.

의자 위에 편히 앉아 다리를 벌리고 발은 바닥에 놓아 약간 앞으로 몸을 기울입니다. 파트너는 여러분 앞에 편한 자세로 무릎 꿇어야 합니다. 파트너는 다음의 지시를 따르도록 합니다.

1. 양손을 같이 사용하여 사타구니부터 허벅지 내측을 타고 가 무릎 방향으로 단단히 쓰다듬습니다. 반복해서 산모의 호흡과 조화를 이루도록 리드미컬한 동작을 반복합니다.

2. 이제 산모의 한쪽 발을 여러분의 무릎에 올려놓습니다. 한 손으로는 다리 쪽으로 발가락을 굽힙니다. 다른 손으로는 종아리 근육을 손으로 잡아 부드럽게 주무릅니다.

3. 이제 발로 가도록 합시다. 한 손으로 발을 쥐고 다른 손으로 뒤꿈치의 양쪽 옆을 부드럽게 원을 그리고 아킬레스건의 양쪽 옆을 쓰다듬습니다. 발꿈치의 깊은 마사지로 인해 자궁수축이 일어날 수 있어 임신 중에는 이것을 매우 약하게만 해야 합니다.

4. 발을 바꿔 산모의 반대편 종아리와 발을 마사지하도록 합니다.

❖ 배 마사지

진통 중에 강렬한 수축을 경험하게 되는데 하복부를 손가락 끝으로 가볍게 마사지해주면 완화되기도 합니다. 이것을 선 자세에서도 직접 해보도록 합니다.

한쪽에서 반대쪽으로 반원을 그리며 아랫배를 아주 부드럽게 쓸어넘깁니다. 손을 들고 호흡과 조화를 이루면서 반복합니다.

이제 여러분의 파트너가 해보도록 합니다. 마지막으로 파트너는 얼굴을 찌푸리기, 긴장, 어깨 올라감, 주먹 쥐기 등 여러분이 스트레스받을 때 보통 긴장하는 곳이 신체의 어느 부분인지 파악해서 진통 시 직감적으로 여러분의 긴장을 쓰다듬어 없앨 수 있어야 합니다.

많은 여성은 진통 중 마사지의 이완 효과를 좋아합니다. 그러나 진통 중 접촉을 원하지 않거나 마사지가 산만하다고 생각할 수 있습니다. 가벼운 손길을 선호할 수도 있고 깊은 압박을 원할 수 있습니다. 파트너가 여러분을 잘 도울 수 있도록 파트너에게 좋아하는 것과 싫어하는 것을 알려주고 원하는 것을 요구하도록 합니다.

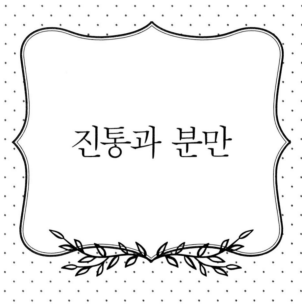

6장

진통과 분만

편의상 진통의 과정은 3단계로 나눌 수 있습니다. 자궁경부 열림 또는 자궁 열림이 진통의 제1기입니다. 아기가 산도를 통과해서 나오는 것은 제2기입니다. 태반과 양막이 나오는 것이 제3기입니다.

예정일 몇 주 전부터 자궁의 수축을 느끼기 시작할 겁니다. 이 수축은 브랙스톤 힉스 수축[13]이라 하며 수축을 연습하는 것이고 가진통이라 합니다. 이것은 보통 통증이 없습니다. 자궁 수축은 안에서 조이는 느낌이 들면서 밖으로는 손을 대보면 복부가 단단해지는 것을 느낄 수 있습니다. 이 수축은 보통 15분 정도까지 또는 더 이상 길게 지속될 수 있고 활발한 활동 후에 더 심하게 나타납니다. 그러나 모든 여성이 임신 마지막 몇 주간 이런 자궁 활동의 증가를 의식하는 것은 아닙니다.

임신 마지막 6주 내에는 태아의 머리가 골반에 진입하여 언제든 나올 준비가 될 것입니다. 이것이 일어나면 여러분은 강한 수축을 느낄 수 있을 겁니다. 아이의 머리는 특히 경산부[14]인 경우는 진통이 시작될 때까지 진입하지 않을 수 있습니다. 일부 여성은 진통 하루 전쯤 잦은 약한 수축을 경험하기도 합니다. 종종 몇 시간 동안 계속되고 나서 멈추는데 이것을 가진통이라고 합니다. 가진통이 있을 수 있다는 것을 예상하는 것이 중요합니다. 만약 수축이 진짜인지 의문이 든다면 아마 진짜는 아닐 겁니다!

---

13) 브랙스톤 힉스 수축: 산모가 출산하기 전에 산도에서 일정하게 일어나는 수축 운동
14) 경산부: 분만을 경험한 산부

진통이 시작될 때를 어떻게 알 수 있나요? 확실한 진통은 여러분의 자궁경부가 2㎝ 이상 개대될 때 시작합니다. 진통으로 발전되기까지는 보통 느리고 점진적입니다. 다음은 진통이 시작될 수 있는 방법입니다.

1. '이슬'은 임신 중 여러분의 자궁경부를 막고 있던 혈흔이 있는 점액질로 이것이 보임으로 진통이 시작됨을 알 수가 있습니다. 이슬은 진통이 시작되기 전이나 진통 중에 나올 수 있습니다. 만약 이슬이 양막이 터질 때 같이 떨어져 나온다면 처음엔 양수에 혈액이 섞일 수 있으나 곧 무색이 될 것입니다.

2. 때로는 양수가 새는 일이 먼저 일어날 수 있습니다. 양수는 제1기가 끝날 때까지 나오지 않을 수도 있고 진통이 시작되기 24시간이나 그 이전부터 나올 수도 있습니다. (만약 12시간 후에도 수축이 시작되지 않는다면 감염 가능성이 증가합니다. 질 검사를 피하고 청결을 유지하는 것이 좋습니다. 화장실을 갈 때마다 씻어야 하고, 욕조에 누워있는 것을 피합니다. 대신 샤워를 하거나 욕조에 무릎을 꿇습니다. 항생제와 비타민을 섭취하면 감염을 방지하는 데 도움이 됩니다) 때로 양막이 분만 시점에 터지지 않을 수 있습니다. 흔히 양막은 제2기 직전에 터지게 됩니다.

> "'뻥' 하는 것을 느꼈고 따뜻한 물이 저한테서 나왔어요. 저는 바로 정신이 확 들었고 흥분되었죠."

3. 진통은 자궁수축으로 인한 계속되는 둔한 요통으로 시작될 수 있습니다.

4. 장은 자연적으로 진통이 시작되기 전 비우려는 경향이 있기 때문에 진통의 첫 번째 징후가 설사일 수 있습니다.

5. 진통은 몸의 오한과 떨림으로 시작될 수 있습니다. 이것은 몸이 긴장을

푸는 방법입니다. 진통 중 아무 때나 일어날 수 있지만 종종 진통 시작 시에 나타납니다. 가장 좋은 대처법은 호흡을 깊게 하고 허리나 발을 마사지하면서 그냥 지나가도록 두는 것입니다.

6. 진통 시작 징후는 수축입니다. 수축은 가진통보다 다소 강할 것입니다. 생리통과 비슷한 느낌이 들 수 있고 아랫배나 등 하부 또는 허벅지 안쪽에서 느낄 수도 있습니다.

"저는 제 복부에서 익숙한 긴장과 약한 경련을 서서히 느낄 수 있었어요. 이때까지 저는 곤히 자고 있어서 시작됐다는 것을 바로 알아채진 못했죠. 5분 정도의 간격으로 이 통증을 계속 경험하면서 아이가 나오고 있다는 것이 확실해졌죠."

가장 먼저 오는 수축은 꽤 불편한 느낌이 들거나 너무 약해 계속 잠을 자거나 의식을 못 할 수 있습니다. 수축은 여성마다, 심지어 같은 여성에서도 분만 시마다 매우 다르게 나타납니다. 시작될 때 약할 수도 있고 강할 수도 있습니다. 30분마다 또는 10분마다 혹은 꽤 불규칙한 간격으로 올 수 있습니다. 여러분의 자궁은 수축하고 긴장하기 시작할 겁니다. 자궁경부가 얇아지다 멈췄다가 천천히 열릴 것입니다. 일부 여성은 수축을 '에너지의 러시'라고 표현합니다. 각 수축은 주기처럼 나타납니다. 시작하고, 최고조에 도달하고, 감소합니다. 최고조에서 수축은 아플 수 있으나 다음 수축까지 휴식이 있습니다. 해변에서의 파도를 생각하면 도움이 됩니다.

"제가 병원에 도착했을 때 수축은 아직 매우 약하고 10분 간격이었습니다. 간호사는 제가 너무 안정되어 보여 진통 중인지도 잘 모르겠다고 말하며 저를 입원시키기 주저했습니다.

"저는 걸어 다니며 스쿼트했고 30분 후에 검사했을 때 그들은 제가 엄청 빨리 진행되어서 놀란 것처럼 보였어요. 수축은 이제 5분 간격이고 꽤 강했고 저는 앞으로 숙여 벽에 기대거나 바닥에 엎드려 무릎을 꿇으면서 진통을 많이 경감시켰습니다.

진통이 진행되면서 수축은 더 자주, 더 강하게 일어나고 수축 간 간격이 짧아졌습니다. 활성기에 들어섰을 때 수축은 매우 강하고 여러분은 수축에 모든 집중을 쏟아야 합니다.

"수축은 더 힘들어졌어요. 저는 깊은 복식 호흡에 집중하며 대부분을 침대 모서리에서 꼿꼿이 앉아 앞으로 의자 등받이에 몸을 숙여 기대어있었습니다."

"10분마다 심한 생리통 같은 통증이 생기기 시작했습니다. 깊은 호흡을 하면 쉽게 참을 수 있다는 것을 깨달았습니다. 처음에는 통증 사이에 집에서 이런저런 일을 하며 능동적으로 있었지만 수축이 더 강해지면서는 베개를 쌓아 올린 것 위에서 휴식해야 했습니다."

ꙮ 진통의 느낌 ꙮ

분만은 여성의 삶에 매우 특별한 사건입니다. 여러분이 변신하는 시간입니다. 여러분은 어머니가 됩니다. 여러분은 사람을 낳습니다. 여러분의 자궁은 진통 중 완전히 열리고 의식에도 변화를 경험할 것입니다. 진통 시간 동안 여러분은 일상생활에 집중하는 것이 어려울 것입니다. 여러분의 마음엔 시간이 새롭게 느껴집니다. 몇 시간이 몇 분처럼 느껴질 만큼 빨리 갑니다. 한 여성이 표현한 것처럼 여러분은 '시간의 바깥'에 있다고 느낄 수 있습니다. 다른 세상에 있는 것만 같습니다.

자궁의 열림은 여러분 생에서 한 번이나 몇 번 정도만 일어납니다. 어머니로서의 시작이고 여러분의 몸과 아이 간의 매우 친밀한 소통입니다. 자궁 속에 여러분의 감정이 있습니다. 성적인 오르가슴을 느끼려면 내면의 감정으로 깊이 들어가야 하듯이 진통 중이나 분만 중일 때도 여러분 몸의 욕구와 메시지에 본능적으로 반응을 해야 합니다.

분만 과정은 의식의 통제 없이 일어나기 때문에 본능적 반응을 신뢰하여야 합니다. 여러분의 마음과 아는 모든 것을 내려놓고 그냥 모든 것이 자연스럽게 일어나도록 둡니다. 내면을 향하고 미지의 세계에 몸을 위탁하고 앞으로 무슨 일이 일어날지 생각하지 않는 시간입니다. 순간순간의 변화를 받아들이고 여러분 몸을 자연적이고 불수의적인 리듬에 맡기셔야 합니다. 한 출산한 여성은 '이완하면 뜨고, 몸부림치고 싸우면 가라앉는다'라고 말했습니다.

여러분은 아마 고통부터 황홀감까지, 절망과 나약함부터 용기와 힘까지, 탈진부터 엄청난 에너지와 파워까지 모든 것을 경험할 것입니다. 일부 여성은 전혀 경험하지 못할 수도 있지만 대부분의 여성은 진통 중 많이 경험합니다. 두려워할 것은 없습니다. 실제로 구역과 구토가 큰 완화를 주기도 하고 긴장과 불안을 없애는 데 도움이 될 수도 있습니다. 분만은 모든 것을 비워내는 것이기 때문에 위와 장이 내용물을 스스로 비워내려 하려는 것은 특별한 일이 아닙니다. 실제로 구토는 빠른 열림의 징후일 수 있습니다. 또한 방광이 차면 아기가 내려오는 것을 막을 수 있기 때문에 약한 시간 정도마다 방광을 비워내야 할 것입니다.

⚬ 생명을 탄생시키는 고통 ⚬

분만은 고통스럽습니다. 그것에 대해서는 의심할 여지가 없습니다. 분만을 경험한 대부분의 여성은 분만하는 것이 고통스럽다고 말할 것입니다. 여러분이 통증을 못 느끼는 행운의 소수가 될 수 있지만 대부분의 여성은 자궁수축 시에 통증을 느낍니다. 통증은 계속적으로 쑤시기보다는 짧고 강합니다. 수축과 수축 사이에서는 지속되지 않습니다. 보통 매우 강한 수축 후에 더 약한 수축이 뒤따릅니다. 통증은 상처에 의한 통증과는 다릅니다. 많은 여성이 수축 사이에 통증에 비례하는 기쁨이 있으며 통증을 '긍정적' 또는 '생명을 탄생시키는' 통증이라고 표현합니다.

누워있는 자세를 사용하는 것이 분만에서 불필요한 통증이 발생하는 주된 이유 중 하나입니다. 베개로 받쳐준다 해도 누워있는 자세에서 여러분은 꼼짝 못 하는 딱정벌레와 같습니다. 완전히 속수무책입니다. 그리고 이 자세에서는 통증이 더 심해집니다. 실제로 서기, 스쿼트, 또는 똑바로 앉기와 같은 자세는 통증을 완화시키고 진행을 잘하게 해줍니다. 자신에게 편안한 것을 찾을 수 있도록 몸을 자유스럽게 움직여야 합니다.

> "누울 때마다 엄청나게 불편했고 바로 앉는 자세를 취하는 게 제가 이완하고 깊은 호흡을 할 수 있도록 완전히 집중할 수 있는 유일한 방법이었습니다."
>
> "저는 약간 움직이는 것이 도움이 되었어요. 어떤 시점에서 저는 거의 춤을 추고 있다는 것을 발견했어요. 단단한 것에 기대는 것은 제게 불가능했고 똑바로 눕는 건 최악이었습니다."

종종 잘못된 환경과 분위기로 인해 고통이 더해집니다. 임신과 진통 시에 여러분의 몸은 엔도르핀이라는 호르몬을 생산하는데 엔도르핀은 천연적인 이완제이자 진통제입니다. 여러분의 몸이 분비하는 또 다른 호르몬은 옥시토신으로 수축과 분만 과정을 자극합니다. 이 호르몬의 분비는 여러분의 감정과 깊게 관련되어 있습니다. 몸이 편안하고 이완되며 아무 제약을 받지 않고 자유로울 때 이 호르몬을 더욱더 많이 분비합니다. 관찰되고 있다는 느낌은 여러분을 긴장시킬 뿐만 아니라 이 호르몬 분비를 억제합니다. 방 안에 불필요한 사람이나 불편한 사람이 있다면 진통 과정을 방해할 수 있습니다. 일부 여성에게는 완전한 프라이버시가 필수적입니다.

"자세가 매우 자유로운 느낌이 들었고, 제가 집에 있었기 때문에 매우 안전하고 편안했습니다. 저는 신음하고 '끙' 하는 소리를 내는 방식으로 힘을 분출했고 매우 좋았습니다. 저는 분만을 위한 직관적인 도구였어요. 토비는 오고 있었고 저는 열렸죠."

여러분이 믿는 사람의 도움이 있는 것이 중요합니다. 분만 시에 남편이나 가까운 사람의 편안함과 도움이 필요합니다. 진통 중 혼자 남겨지길 강렬히 원하는 여성도 필요한 경우를 대비해 의료진과 파트너가 가까이 있도록 합니다.

"제 남편과 조산사로부터 계속적인 격려를 받으며 분만할 수 있었습니다. 이스마일은 후에 저를 도울 수 있어서 기뻤다고 말했습니다-제가 호흡에 대한 통제를 잃었을 때 다시 깊은 호흡을 하도록 한 것이요."

제1기에 일어나는 의식의 변화에 대해 이미 말했습니다. 이때 불필요한 감각 자극을 최소화하며 약간 어둑한 게 매우 도움이 됩니다. 부드럽고 마음을 달래는 음악은 여러분을 도울 것입니다. 물속에 몸을 담그는 것은 분만할 때 통증을 완화하는 가장 효과적인 방법 중 하나입니다. 풀을 사용하는 것이 이상적입니다. 아니면 욕조나 샤워를 준비합니다. 진행이 안된다고 느끼는 경우 따뜻한 목욕을 해보세요(8장 참고).

> "욕조는 큰 도움을 주었습니다. 힘이 돌아왔고 내가 배를 마사지하는 것을 발견했죠. 이 시련 동안 아기를 쓰다듬고 편안하게 하는 심상이 있었습니다. 결국엔 우린 같은 배를 탄 거였죠!"

불안과 공포, 통증 사이에는 상관관계가 있습니다. 두렵거나, 춥거나 또는 지나치게 흥분했다면 여러분의 몸이 분만 과정을 억제하는 호르몬인 아드레날린을 분비합니다. 아드레날린이 분비되면 근육이 긴장하고 호흡이 얕아집니다. 여러분은 배 안에서 일어나고 있는 일에서 벗어나려 합니다. 이것이 통증을 증가시킵니다. 여러분이 이완하고 받아들이는 순간 통증이 감소합니다.

자신감과 함께 임신 중 몸과 마음을 잘 준비하는 것은 중요합니다. 임신 중 요가를 하면 많은 도움이 됩니다. 여러분의 의식을 호흡과 내적 자아에 집중하는 것은 마음을 진정시키고 통증을 완화시키며 진행을 잘 되게 합니다.

모든 분만은 다릅니다. 아기의 크기와 모양 그리고 자세가 통증에 영향을 미칩니다. 분만의 통증은 매우 주관적인 경험이기도 합니다. 우리는 모두 통증을 이기는 능력이 다릅니다.

> "통증은 제가 상상하던 것보다 심했어요. 훨씬 더 격렬했죠. 저는 거대한 손이 저를 쥐고 어둡고 파도가 사나운 바다 위에서 흔드는 것처럼 느

껐죠. 제가 물에 빠져 죽을 것 같다는 생각이 들었을 때 이미 경험이 있던 제 친구가 제가 어떤 일을 겪고 있는지 눈치채고 저를 끌어올렸어요."

"저는 분만이 경이로운 경험이라고 생각해요. 하나도 아프지 않고 불편하기만 했어요. 움직이면서 올바른 자세를 유지할 수 있었어요. 대부분의 시간 동안 자신에 차 있었죠."

분만이 능동적일 때, 환경이 도움 될 때, 그리고 의료진이 세심하고 배려 깊을 때 통증은 확실히 훨씬 더 견딜 만해집니다. 이런 이상적인 환경에서는 진통제가 있어야 하는 상황이 생기거나 산모가 진통제를 요청하는 경우가 드뭅니다.

그러나 그런 미지의 세계에 다가갈 때는 열린 마음을 갖는 게 현명합니다. 만약 통증을 견딜 수 없다면, 진통제의 도움을 받는 것이 분만에 더 긍정적인 경험이 될 수 있습니다. 그러나 진통제는 아이의 혈액에 들어가 특정 부작용을 일으키기 때문에 신중히 고려해야 합니다. 영향 중 일부는 아이에게 해가 될 수 있기 때문에 사용한 약물에 대해 최대한 많이 알아야 합니다. 장점과 단점, 어떻게 해야 최대한 활용할 수 있는지. 부작용 없이 도움이 될 수 있는 동종요법 치료법도 있습니다.

몇 번이고 출산한 여성이 말하는 것을 들어보면 "고통스러웠지만 그만큼 가치가 있었어요!"라고 합니다.

"완료, 안심, 감사, 기쁨의 감정이 저를 가득 채웠죠. 제 남편도 비슷한 감정을 공유했고 그의 얼굴에서 눈물이 흘러내리고 있었어요."

통증을 있는 그대로 받아들이고 분만이 자연스럽게 진행하도록 놔두는 것은 건강한 아기를 낳는 지름길입니다.

❧ 진통의 제1기 ❧

진통이 시작되기 전에 여러분의 아기는 머리가 골반 위 끝부분에 위치하여 태어나길 기다리고 있습니다. 자궁경부는 단단히 닫혀있고 점액마개로 막혀있습니다. 여러분 아기를 둘러싸는 막은 온전합니다. 막에는 태아가 떠 있는 액체가 들어있습니다. 진통이 시작되기 전에 자궁경부는 보통 3.8㎝입니다. 분만 1주일 전에는 여러분 몸에서 분비되는 호르몬이 자궁경부를 숙화[15] 시킵니다

❧ 아이에게 일어나는 일 ❧

진통이 시작되기 전 아기의 머리는 아마 골반 위 끝부분에 있을 것입니다. 자궁경부가 열리면서 아기의 머리는 점점 골반강으로 내려오게 됩니다.

하강하면서 아기 머리는 자궁경부에 압력을 주게 됩니다. 이 압력이 열리는 것을 돕습니다. 아기가 골반강 속으로 내려가면서 자궁경부는 확장됩니다.

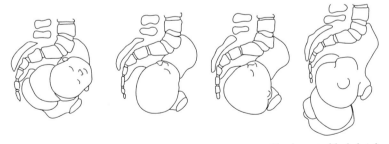

The descent of the baby's head

---

15) 숙화: 부드럽게 만들어 열릴 준비를 하는 것

ꙮ 임신부에게 일어나는 일 ꙮ

진통이 시작되면, 초기의 수축은 자궁경부를 당겨 얇아지게 해 열릴 준비를 합니다. 때로 자궁경부가 얇아지게 하는 작용은 진통이 실제로 시작되기 수일 전에 일어나기도 합니다. 특히 경산부가 그렇습니다. 분만 약 24시간 전에 약한 수축이 주기적으로 멈췄다 시작했다 합니다. 최종적으로 수축은 규칙적인 리듬을 가지고 일어납니다.

'고전적인' 진통은 20~30분의 사이를 두고 20~30초간의 규칙적인 수축으로 시작됩니다. 시간이 조금 흘러 자궁경부가 열리면 수축이 15분 간격으로(30~35초 지속), 그리고는 10분 간격(35~40초 지속), 5분 간격(40~45초 지속), 3분 간격(45~50초 지속), 그리고 최종적으로 자궁경부가 거의 다 열리는 제1기 끝에서 수축은 60~90초 동안 1분 간격으로 나타납니다.

그러나 고전적인 진통을 겪는 여성은 거의 없습니다. 진통의 패턴과 리듬은 매우 다르게 나타납니다. 어떤 여성은 내내 10분마다 또는 5분마다 진통이 있기도 합니다.

진통의 리듬이 어떻든 자궁경부가 0~10cm까지 계속해서 열리면서 수축은 더 강하고 길고 자주 일어날 것입니다. 내진을 하여 자궁경부가 열리는 것을 알 수 있고 여러분은 종종 '손가락 4개 또는 5개만큼 열렸어요' 하는 표현을 듣게 됩니다. 자궁문이 거의 열리게 되면 수축은 더욱 강해지고 여러분의 아기가 태어날 시간에 가까워지는 겁니다.

제1기에 걸리는 시간은 한두 시간에서부터 2~3일까지 엄청나게 다양합니다. 그러나 초산에서 제1기의 평균적인 시간은 8~16시간입니다.

현대 병원은 진통을 24시간 이상 넘어 진행되는 것에 대해 주저하고 종종 촉진제를 사용해서 진통 시간을 줄입니다. 능동 분만의 장점은 대부분 수축이 규칙적이고 효과적이며 분만 시간이 더 짧은 경향이 있습니다. 만

　능동적인 출산

약 수축 간 충분한 휴식을 취하고, 여러분이 계속할 수 있다고 느낀다면, 진행이 느리지만 점진적으로 진행 중이라면, 태아곤란증이 없다면 개입할 필요가 없습니다.

자궁은 수축하면서 앞으로 기울어지기 때문에 여러분이 상체를 세운 자세에서 앞으로 기울인다면 가장 저항 없는 상태로 효과적으로 일할 수 있습니다. 조용하고 조명을 낮춘 방에서 사람과 산만함을 최소화한다면 더 빠르게 자궁이 열릴 것입니다.

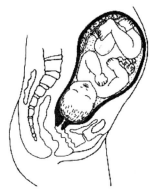

Before labor begins: the baby in the womb at term.

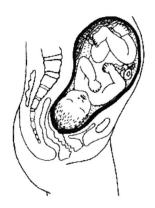

Labor begins: the cervix effaces and becomes thinner as early contractions draw it upwards.

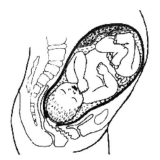

Early first stage: the cervix opens.

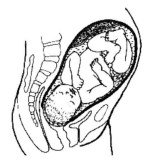

Late first stage: the cervix draws up around the baby's head.

⚘ 제1기를 위한 호흡법 ⚘

호흡을 방해하지 않으면서 여러분의 의식을 최대한 길게 집중하여 중심을 잡도록 합니다. 필요할 때 날숨에 집중하여 깊은 호흡을 사용합니다. 여러분의 몸, 특히 어깨를 릴랙스하도록 합니다.

수축이 매우 심해지면 '끙' 하는 소리, 신음, 허밍, 노래 또는 함성 등 소리를 많이 내야 합니다. 이것은 지극히 자연스러운 것이고 통증 완화에 매우 도움이 되기 때문에 억제하려 하지 마세요. 소리를 내면 엔도르핀 생성을 촉진하여 진통 효과를 냅니다. 명상이나 종교적인 노래나 찬송이 마음을 고요하게 하고 더 깊고 더 집중된 의식 상태로 이끄는 것에 도움이 된다는 것은 잘 알려진 사실입니다.

> "수축이 강해지면서 제가 '끙' 하는 소리를 내고 비명을 지르고 있는 것을 발견했어요. 통증이 강해지고 압도적으로 되었을 때 저는 안에서 잘 참고 있다는 것을 알고 있었죠."

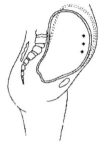
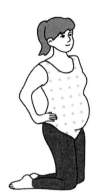

직립 자세에서는 자궁이 수축하면서 앞으로
기울어지기 때문에 중력에 대한 저항력이 없습니다.

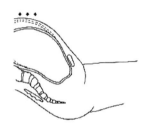
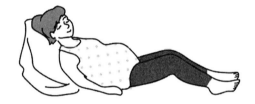

반경사 위치에서 자궁은 수축하면서 중력의 당김에 대항하여 작용합니다.

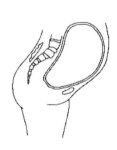
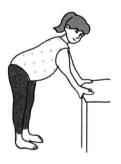

서 있거나 몸을 앞으로 숙이는 자세는 자궁의 저항을 최소한으로 만들어 줍니다.

진통 제1기를 위한 자세와 동작

진통 초기에는 이 책에 나오는 운동을 하면서 긴장을 푸는 것이 좋습니다. 눕는 자세는 생각하지 마세요.

방에 스쿼트 자세에서 엉덩이를 지지해줄 낮은 등받이 없는 의자나 요가 블록, 무릎 꿇을 때 무릎을 받쳐줄 쿠션을 준비하도록 합니다. 뜨거운 물병도 유용할 것입니다.

원한다면 따뜻한 물에 목욕을 하고 일상적 활동을 그냥 계속합니다. 진통이 밤에 시작되면 잠을 좀 자려고 해보세요. 나중에 올 강한 수축에 대비해 에너지를 보존하도록 하세요. 잠을 이루지 못한다면 베개로 지지해서 편안하게 상체를 세운 자세로 침대 위에서 휴식을 취합니다.

이 섹션에 나오는 자세는 종종 제1기에 자연적으로 취하기도 합니다. 자세를 가이드로 사용하고 가끔씩 자세를 바꿔주세요. 무엇보다 여러분 자신을 편안하게 하고 자신의 본능이 여러분을 이끌어가도록 하세요. 새로운 자세에 익숙해지려면 몇 번 정도 수축을 겪어야 합니다.

수축 사이에 휴식하는 것은 매우 중요합니다! 능동적인 것과 과도한 움직임으로 기진맥진하게 만드는 것을 혼동하지 않도록 주의하세요. 수축과 수축 사이에 긴장을 풀 수 있는 법을 찾으세요.

수축 시 앞뒤로, 옆으로 또는 천천히 원을 그리며 여러분의 골반을 리드미컬하게 움직이면 여러분의 자궁경부가 개대되고 아이가 하강하는 것을 도우며 통증을 없애는 것을 거들 수 있습니다.

> "저는 수축이 너무 강하게 느껴져서 진짜 한 가지 밖에 할 수 없었어요. 걷고, 걷고, 걷는 것이요!"

능동적인 출산

❖ 걷기 또는 서있기

걷기는 진통을 단축하고 수축의 효율을 증가시킵니다. 제1기의 초기 부분에서 돌아다니고 수축 시 앞으로 몸을 숙여보세요.

> "제1기에서 저는 상체를 세운 자세를 유지하고 분만실을 돌아다녔어요. 수축 시에는 살짝 앞으로 몸을 숙인 다음 침대 끝을 붙잡았고 남편은 제 허리를 마사지했습니다. 그리고 원을 그리듯 골반을 움직였죠. 하나도 고통스럽지 않았고 단지 불편하기만 했어요."

여러분의 몸이 수직이 되면, 하향하는 중력의 힘이 아기의 하강을 돕게 됩니다. 일부 여성은 진통 내내 서 있는 것을 좋아합니다. 분만에서도 말이죠. 어떤 여성은 밧줄이나 기둥을 붙잡고 매달리는 것이 통증을 최소화한다고 말했습니다(실제로 그렇게 했다는 것에 대한 기록이 있습니다). 여러분의 팔을 양옆의 사람 어깨에 두르고 매달리는 것이 도움이 될 수 있습니다. 사전에 미리 이것을 연습하면 도움이 됩니다. 많은 여성이 수축 시 이러한 자세로 서 있는 것이 편안하다고 느낍니다. 여성은 다른 사람의 친밀한 신체적인 접촉이 필요하다고 느낍니다. 진통 중 혼자이고 싶다면, 수축 시엔 서서 벽을 보고 몸을 앞으로 숙이고 수축 사이에는 등받이 없는 낮은 의자에서 스쿼트를 하는 것이 좋습니다.

> "오후 늦게 커트와 저는 걸었어요. 수축 시 저는 그를 붙잡고 싶었죠. 집으로 들어왔을 때 수축이 매우 강했고 저는 커트 목을 둘러 잡고 매달렸죠. 진통의 마지막 단계에서는 부드러운 질의 이완이 필요하다는 것을 알았기 때문에 결국엔 정신적, 신체적으로 그의 지지가 있어 아주 좋았어요.

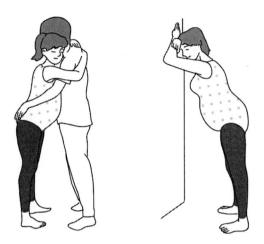

Your partner can hold you in the standing position, providing reassuring bodily contact as well as physical support, or you can lean against a wall.

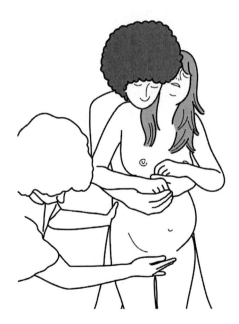

The midwife uses a hand-held monitor to listen to the baby's heartbeat.

❖ 스쿼트

이것은 진통과 분만에 있어 생리적으로 가장 효율적인 자세입니다. 이것은 진통이 어느 단계에 있든 매우 효과적인데 특히 더 빠르게 진행되길 원할 때 좋습니다. 여러분의 골반이 가장 열리고 중력이 도와주며 아두가 자궁경부로 더 많은 압력을 주어 수축이

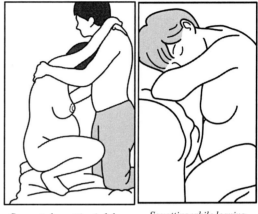

Supported squatting in labor

Squatting while leaning forward onto a bed

심해집니다. 일부 여성은 이 자세를 가장 편하게 느낍니다.

여러분은 수축 중이나 수축 사이에 스쿼트해도 됩니다. 수축 중 스쿼트를 하면 아마 수축을 더 강하게 느끼게 될 것입니다. 수축 사이에는 여러분의 골반을 넓히도록 돕고 아기가 하강하도록 돕습니다.

스쿼트는 여러분이 주의하지 않으면 피로하게 될 수 있습니다. 수축 사이에는 휴식을 완전히 취하는 것이 중요합니다. 다른 사람이나 등받이 없는 의자, 크고 무거운 책을 쌓아 올린 더미 또는 단단한 쿠션에 지지 받아 자신을 가장 편안하게 합니다.

> "저는 수축 내내 스쿼트를 계속했어요. 이 자세는 제게 가장 자연적이고 편안하게 느껴졌는데 특히 제가 숨을 내쉬는 것에 집중하면서 호흡을 느리고 깊게 유지하면서 무릎을 최대한 벌리고 좌우로 꼼지락거릴 때요."

일부 여성은 스쿼트하면서 감당할 수 없을 정도의 강한 수축을 느낍니다. 그러면 무릎 꿇고 의자에 몸을 기대는 자세와 스쿼트를 같이 사용합니다.

❖ 앉기

대부분의 여성은 진통 중 의자 위나 침대 위에 똑바로 앉는 자세를 매우 편안히 생각합니다. 스쿼트에서만큼 수축이 강력하지는 않지만 더 감당할 수 있으면서 중력의 효과도 있습니다. 앞으로 몸을 기대어 수축 사이에 쉬기 좋습니다.

"저는 변기 의자에 앉았을 때 매우 편하다고 느꼈습니다."

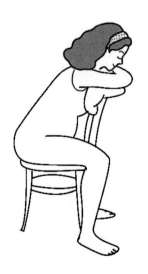

Sitting astride a chair, facing backwards

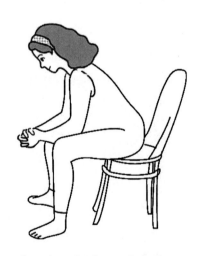

Sitting on a chair leaning forward.
This can also be done on the toilet.

❖ 무릎 꿇기

대부분의 여성은 진통이 심해지고 제1기의 마지막 부분으로 진행되면 (6~10㎝ 개대), 무릎 꿇기, 상체 세우기, 엎드린 자세가 가장 편안한 자세라는 것을 발견합니다. 실제로 많은 여성이 진통 내내 무릎 꿇기를 합니다. 일부는 무릎 꿇으면서 수축 시 골반을 돌리거나 흔들어서 리드미컬하게 움직이는 것이 도움이 된다고 합니다. 수축 사이에는 무릎 꿇은 자세에서 쿠션이나 의자에 기대어 몸을 완전히 휴식을 취할 수 있습니다.

> "저는 엎드렸고 그 자세에선 부드럽게 흔들어 주는 움직임이 제 통증을 완화시킨다는 것을 발견했습니다. 제 파트너는 허리 아랫부분을 거의 계속 문질렀습니다."

무릎 꿇기 자세는 특히 여러분이 진통 시 강력한 요통이 있거나 아기가 하늘 보는 자세로 있을 때(7장 참고) 특히 도움이 됩니다. 골반을 리드미컬하게 돌리거나 자연적인 움직임은 아이를 더 바른 자세로 돌리는 데 도움이 됩니다.

상체를 곧게 세워 무릎을 꿇을 수도 있고 또는 의자나 가구에 상체를 앞으로 숙여 기대는 자세를 선호할 수도 있습니다. 여러분 상체의 각도가 거의 수직이 되어 중력의 도움을 받을 수 있게 합니다. 딱딱한 지면에 무릎을 장시간 꿇으면 꽤 아플 수 있으므로 무릎 아래 부드러운 것을 두도록 합니다. 쿠션이나 발포 고무매트(약 5㎝ 두께)가 가장 도움이 됩니다.

> "수축이 훨씬 강해졌을 때 저는 의자에 붙어 무릎을 꿇었고 엉덩이를 회전시켰습니다. 실제로 큰 도움이 됐고 가장 자연스러운 일처럼 느껴졌어요."

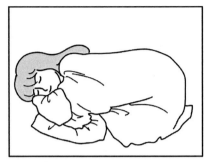

Resting between contractions

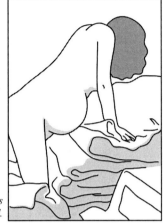

*When you kneel upright, gravity helps
the baby descend.*

만약 진통이 급속도로 진행이 되고 여러분이 약간 느리게 하고 싶다면 좀 더 수평적인 무릎 꿇기 자세를 이용할 수 있습니다. 상체가 덜 수직이 되고 수평이 될수록 자궁경부에 미치는 아래를 향하는 중력의 힘이 약해지기 때문에 수축이 더 느려질 것입니다. 매우 급속한 진통의 경우엔 무릎-가슴 자세가 수축을 느리게 하고 자궁경부를 덜 압박하게 도울 것입니다.

"저는 제 아기가 매우 빠르게 나오고 있다는 것을 알았고 좀 느리게
하고 싶었어요. 저는 바닥에 무릎을 꿇고 있었기 때문에 머리를 바닥
에 내리고 엉덩이를 공중에 들었어요."

여러 종교에서 기도하는 자세로 사용되는 무릎 꿇는 자세는 여러분의 의식이 내면을 향하도록 도울 수 있습니다. 이 방법으로 여러분은 주위에 일어나고 있는 일이 아닌 수축에 주의를 집중할 수 있습니다.

반쯤 무릎 꿇기 또는 반쯤 스쿼트하는 자세는 무릎 꿇기와 병행하여 사용하기 좋은 자세입니다. 스쿼트보다 쉽습니다. 수축마다 다리를 바꾸

능동적인 출산

고 수축 시에 앞뒤로 몸을 흔듭니다. 이 자세는 개대를 돕고 요통을 완화시킬 수 있습니다.

"저는 반쯤 무릎 꿇는 자세가 편했어요. 실제로, 강한 수축 동안 이
자세에서 양수가 터졌고 저는 크게 안심을 했죠."

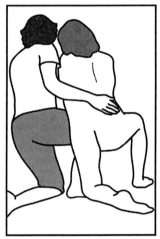

Half-kneeling, half-squatting during labor

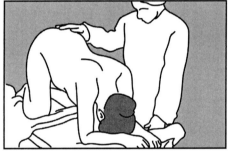

*Kneeling head down is helpful
during intense contractions.*

❖ 옆으로 눕기

제1기에 눕고 싶다면 쿠션이나 베개를 양 종아리 사이에 넣고 옆으로 눕는 것이 더 바람직합니다. 수축이 너무 불편하다면 엎드린 자세로 있다가 수축 사이에 다시 옆으로 누워 휴식을 취할 수 있습니다.

⚘ 이행기 ⚘

저는 언젠가 조산사가 진통 중인 여성에게 제1기가 높은 산을 등반하는 것과 같다고 설명하는 것을 들은 적이 있습니다. 가파른 오르막 끝에 오르면 매우 험준한 바위투성이 장소에 도착합니다. 정상에 매우 가까이 있음에도 절망에 빠져 마지막 힘든 고비를 맞게 됩니다.

이것은 이행기에 적절한 표현입니다. 이행기는 마지막 자궁경부를 열리게 하는 것과 제2기의 밀어내기 사이의 다리 같은 것입니다. 이행기는 몇 초만큼 아주 짧을 수 있고 두세 시간 이상 아주 길어질 수도 있습니다. 초산에서는 30분에서 1시간 정도 걸릴 수 있습니다.

이행기는 매우 민감한 시간입니다. 마지막 열림이 일어나면서 여러분은 힘들어할 것입니다. 주변의 방해나 산만함 없이 아이를 태어나게 할 불수의적 욕구에 몸을 맡겨야 합니다.

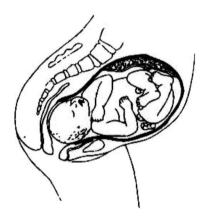

Transition: the cervix is fully dilated
and the baby is ready to be born.

능동적인 출산

꧁ 아이에게 일어나는 일 ꧂

여러분의 아기는 이행기에 더 하강하여 골반강 내로 들어옵니다. 자궁은 아이가 자궁 밖으로 나오기 시작할 수 있도록 아이의 머리를 회전시킵니다. 여러분의 아이는 태어날 준비가 끝났습니다.

꧁ 여러분에게 일어나는 일 ꧂

수축은 빠르고 강하게 그리고 간격이 매우 짧게 옵니다. 자궁경부는 마지막 1, 2cm는 매우 느리게 열릴 수 있습니다.

❖ 여러분이 느끼는 감정

이것은 표현하기가 쉽지 않습니다! 대부분의 여성은 이행기가 진통 중 가장 힘든 부분이라고 합니다. 약물을 사용하기도 너무 늦었습니다. 이 단계에서는 만출반사의 시작을 약화하고 아기를 밀어내는 것을 더 어렵게 만들기 때문에 그렇게 하는 것은 현명하지 않습니다. 비록 첫 번째 밀어내고자 하는 욕구를 느끼기 시작하겠지만 아직은 밀어낼 준비가 되지 않았습니다. 여러분은 절망스럽고 짜증이 나고 두렵다가도 갑자기 더없이 행복하거나 황홀해할 수 있습니다. 이 단계에서는 한계에 도달했다고 느낄 수 있습니다. 여러분은 아기를 막 낳으려는 참이라는 것을 까먹고 모든 것에 대한 믿음을 잃을 수 있습니다. 여러분은 자궁이 열리면서 나타나는 통증과 아기를 밀어내는 욕구를 동시에 느낄 것입니다. 시간이 지나면서 자궁의 열림에 의한 통증은 사라질 것이고 밀어내는 수축을 느낄 수 있습니다. 여러분이 느끼는 감각은 아마 매우 강력할 것입니다. 욕을 하거나 떨릴 수 있습니다. 발은 차면서 머리는 뜨거울 수 있습니다. 기억해야 할 중요한 점은 모든 게 지나갈 것이고 제1기의 모든 여정이 거의 끝났다는 것입니다. 대부분의 여성은 이 단계에서 무아지경과 비슷한 상태에 있는 것처럼 보입니다.

> "저는 스쿼트하거나 제 친구와 남편이 양옆에서 지지하면서 매트리스 위에 무릎을 꿇었고 약간 짧고 극도로 릴랙스한 이행기를 거쳤어요. 잠시 잠까지 들었던 것 같아요."
>
> "이행기에 있다는 것을 알아차리지 못하고 밀어내고 싶은 느낌이 있어서 이때가 가장 어려운 부분이었어요. 밀어내고 싶기엔 너무 이른 것 같아 걱정했었죠. 무릎은 꿇고 앞으로 기댔어요. 이 단계에서 남편과 눈을 마주치는 것이 중요했어요. 제가 공황에 빠질 때 남편이 제 호흡을 늦추기 위해 같이 호흡을 했어요. 이것이 제게 도움을 주었어요."

이행기에 두려움을 느끼는 것은 매우 흔합니다. 결국 여러분은 곧 출산을 하게 되고 아기를 처음으로 보게 되죠! 많은 여성이 할 수 없을 거라고 느끼거나 죽는 생각까지 합니다. 이 비이성적인 공포는 때론 의식하지도 못합니다. 미셸 오당은 '생리적 공포'라고 부릅니다. 그는 이 출산 직전의 공포는 아드레날린의 분비를 증가시킨다고 말합니다. 이 호르몬은 불수의적인 태아 만출반사를 일으키는 데 도움을 줍니다. 미셸 오당은 이 시기에 산모를 지나치게 안심시키거나 방해하지 말아야 한다고 주장합니다. 그의 관찰에 따르면 산모가 이 공포를 느끼도록 혼자 남겨진다면 빠르고 효과적인 태아 만출반사를 한다고 합니다.

이행기에 여러분은 심한 갈증을 느낄 수 있습니다. 이행기에 흔한 동공 확장과 더불어 이 특이한 갈증은 아드레날린 증가의 징후입니다. 물을 섭취하는 것이 도움이 됩니다- 진통 중에 종종 원시적인 흡입반사를 경험하기도 합니다.

여러분의 얼굴을 찬 물수건으로 씻어 수축 사이에 상쾌하게 합니다.

어떤 여성은 조명을 낮춘 방에서 완전히 혼자 있는 것이 이 시기에 도움이 될 수 있습니다. 다른 여성은 세심하고 거슬리지 않는 지지가 필요합니다.

> "제 시어머니는 약간의 꿀을 넣은 따뜻한 물을 조금씩 주셨고 제 손과 얼굴을 닦으셨죠. 또 진통 시에 위안이 되고 상쾌했던 것은 젖은 스펀지를 빠는 거였어요."

꒰ 이행기에서의 호흡 ꒱

이완되도록 날숨에 집중하면서 깊은 호흡을 계속하도록 하세요. 만약 호흡이 자연적으로 얕아지면 자신의 본능을 따르세요. 어떤 여성은 이 시기에 고함치거나 신음하거나 욕하거나 큰 소리를 내면 통증을 완화시키는 데 도움이 되는 반면, 어떤 여성은 매우 조용해야 합니다. 여러분이 불필요하게 방해되거나 산만해지면 안 된다는 것이 가장 중요합니다. 이 단계에서는 평온함과 고요함이 여러분이 내면으로 깊게 들어갈 수 있도록 도울 것입니다.

"저에게 엄청나게 도움과 안도를 주었던 것은 매 통증의 최고조에서 맹렬하게 앓는 소리와 비명을 꽥꽥 지르는 것이었습니다. 신체적으로 그리고 정신적으로 제 자신을 통제하는 한 방법이었어요."

"수축은 매우 강력했고 수축 사이에 저는 극도로 피곤하다고 느끼기 시작했죠. 저는 두 개의 큰 쿠션 위로 엎드려 누웠고 수축 사이에 잠시라도 잠을 잘 수 있을 것처럼 느꼈습니다. 에너지의 보존은 그야말로 최고였어요. 누가 말 걸어도 대꾸조차 안 했습니다."

೨ 이행기를 위한 자세 ೨

다시 여러분의 본능을 따르고 지금까지 도움이 됐었던 아무 자세나 취합니다.

무릎 꿇는 자세는 대부분의 여성이 이행기에서 선호하는 자세입니다. 쿠션을 단단히 잘 쌓아둔 것을 사용하거나 다른 사람에게 몸을 숙여서 수축 사이 짧은 휴식 동안 여러분이 완전히 지지된 상태에서 휴식하도록 합니다. 깊은 이완 상태로 빠질 수 있도록 하세요. 때로 수축 사이에 발꿈치 위에 편히 앉아서 여러분의 팔을 스트레칭하는 것을 좋아할 수도 있습니다.

여러분이 매우 긴 이행기를 겪는다면 때로 자세를 바꿔보도록 하세요. 침대 모서리나 의자에 똑바로 앉거나 일어서거나 천천히 걷거나 또는 쿠션으로 잘 지지하고 옆으로 누워보세요. 대부분의 여성은 이행기에 변기에 앉는 것이 도움이 되는 것을 알게 됩니다.

❖ 자궁경부 위쪽을 위한 무릎-가슴 자세

보통 필요하진 않지만 이 단계에서 간호사나 조산사는 여러분이 완전히 개대되었는지 내부를 확인해야 될 수 있습니다. 만약 자궁경부를 아예 느끼지 못한다면 여러분은 아이를 분만할 준비가 된 것입니다. 그러나 만약 아기 머리 앞에 자궁경부의 작은 부분이 느껴진다면-특히 붓기 시작한다면 느껴지는 것이 없어질 때까지 기다리라고 권할 겁니다.

아기를 밀어내고자 하는 욕구를 참는 것은 매우 어려울 수 있습니다. 머리가 엉덩이보다 낮게 위치하는 무릎-가슴 자세로 들어가는 것이 도움을 줄 수 있습니다. 이 자세는 아이를 앞으로 가져오고 자궁경부에 가해지는 압력을 감소시킵니다. 수축 중에 엉덩이를 약간 움직여서 개대를 돕도록 합니다. 자궁경부의 작은 부분은 몇 번의 수축 후에는 아마 없어졌을 겁니다. 밀어내고자 하는 욕구가 매우 강하다면 욕구가 있을 때, 1m 앞의 촛불을 끄듯이 짧게 여러 번 세게(한 번의 지속적인 호흡 대신) 입으로 붑니다. 밀어내고자 하는 욕구를 너무 오랫동안 참아내면 수축을 약하게 할 수 있기 때문에 15분 이상 하지 않도록 합니다. 만약 밀어내는 욕구를 참을 수 없다면 자궁경부의 작은 부분은 아마 여러분의 밀어내기에 의해 비킬 것입니다.

> "빌리는 자궁경부의 작은 부분을 느꼈고 저는 무릎-가슴 자세로 들어가 강한 밀어내는 욕구에 대응했습니다. 다행스럽게도, 몇 번의 수축 후에 없어져 버렸고 저는 다시 일어났습니다."

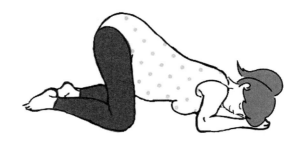

The knee-chest position is useful for slowing down strong contractions.

ᴗ 진통 제2기 ᴗ

제2기는 아기의 머리가 골반바닥과 접촉할 때 시작됩니다. 이것은 만출
반사를 일으키게 하여 아기가 곡선의 산도를 통과하게 합니다. 아기의 머
리가 회음부에 도달했을 때 머리가 보이게 되고 그러고 나서 아이가 태어
나게 됩니다.

ᴗ 아이에게 일어나는 일 ᴗ

자궁경부가 완전히 열린 후 아기 머리는 자궁에서 벗어나고 자궁 수축이
아기 머리를 산도의 중간으로 밀어냅니다. 이 시점에 머리가 골반바닥에
도달하게 됩니다. 하강은 계속되고 머리가 앞쪽 두덩뼈 아래로 내려오면서
추가적인 회전이 있습니다. 이것은 시간이 걸립니다. 회전은 머리 뒤편이
여러분의 외음부에 닿기 전에 보통 완료되나 태어나면서도 약간 회전할 수
있습니다. 그리고 나서 아기 머리가 보이고 질 입구를 늘리게 됩니다. 수축
이 더 일어나면서 얼굴이 회음부 아래를 쓸고 갑니다. 몸통이 회전합니다.
먼저 한쪽 어깨 그리고는 반대쪽이 나옵니다. 그리고선 아이의 몸통이 빠
르게 미끄러져 나옵니다.

골반을 통과하면서 아기 머리는 상당한 압력을 받습니다. 머리에 손상
이 없이 하강이 일어나는 것은 뼈가 연하고 머리뼈가 아직 융합되지 않아
서 서로 겹쳐질 수 있기 때문에 가능합니다. 이 몰딩 현상으로 인해 아기
의 머리가 출생 후 약간 뾰족하게 보일 수 있는데 곧 둥글게 될 것입니다.

분만 중 그리고 그 후 수 분간, 여러분의 아기는 탯줄을 통해 태반에서

산소를 계속 공급받습니다. 아이의 머리가 나온 후에 첫 호흡을 할 수 있지만 완전한 호흡이 확립되려면 약간의 시간이 걸릴 것입니다. 탯줄은 박동이 멈출 때까지 자르면 안 됩니다.

제2기에 상체를 세운 자세를 사용하면 아기에게 필요한 만큼의 산소를 공급하고 아이의 머리에 가해지는 압박을 최소화할 수 있습니다.

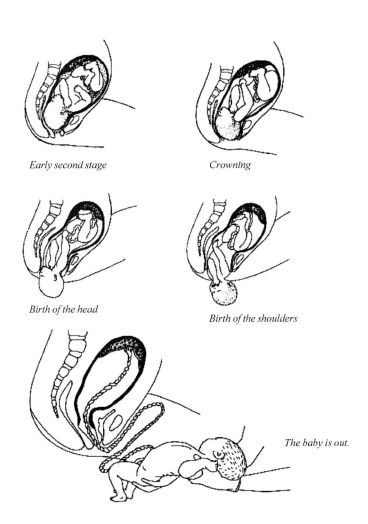

Early second stage

Crowning

Birth of the head

Birth of the shoulders

The baby is out.

✎ 여러분에게 일어나는 일 ✎

제2기는 자궁문이 완전히 열리고 아기를 낳을 준비가 된 상태에서 시작됩니다. 여러분의 자궁은 위에서부터 강력하게 수축하여 아기를 곡선의 산도를 통해 치골궁(pubic arch) 아래 그리고 골반바닥 위로 밀어 내립니다. 만출반사는 자궁문이 완전히 열리기 전에 시작되거나 또는 열리고 나서 5분에서 10분 후에 시작될 수 있습니다. 이행기가 길었다면 여러분의 자궁은 휴식이 필요할 수 있습니다. 만약 아무 일도 일어나지 않는 공백이 있다면 분만을 준비하면서 휴식을 하며 최대한 활용합니다. 때로 이 공백은 꽤 긴 시간 동안 지속되지만 결국은 만출반사가 뒤따르게 됩니다. 제2기의 시간은 2, 3분에서 수 시간까지 여성마다 크게 차이가 납니다.

"제 자궁경부는 완전히 열렸지만 제 몸은 아직 밀어내는데 준비가 되지 않았다고 느꼈어요. 마지막 단계를 준비하며 휴식을 취하고 있었죠. 이것이 한 시간이나 넘게 지속됐어요."

❖ 여러분이 느끼는 감정

제2기 수축은 제1기 수축과는 꽤 다른 느낌이 듭니다. 수축 사이의 간격이 더 깁니다. 제1기 마지막에 매우 피곤하다고 느껴도, 종종 새로운 에너지가 쏟아져 나와 아기를 출산하는 것을 돕습니다. 만출반사는 완전히 불수의적입니다. 제1기 이후에 빨리 시작될 수도 있고 오래 걸릴 수도 있습니다.

대부분의 여성은 밑으로 힘을 주고 싶은 강한 욕구가 듭니다. 만약 이 느낌을 참을 수 없다면, 그러나 그것에 맞춰 계속 진행한다면, 근육 노력(muscular effort)은 보통 즐겁습니다. 이 단계에서 압력이 엄청나게 쌓이고 만출 노력에 대한 저항은 불편함과 통증을 일으킵니다.

"갑자기 밀어내고자 하는 강한 욕구가 들 때까지는 저는 제가 무엇을 느껴야 하는지 확실하지 않았는데요. 여태까지의 것과는 꽤 달랐죠. 완벽한 타이밍에 의사가 도착했어요. 제2기는 30분 걸렸고 저는 시간에 대한 감각이 없었습니다. 제가 보기에 매우 빠른 것 같았어요."

수축의 자연적인 리듬에 여러분을 맡기세요. 여러분 몸이 가이드가 되어 자궁이 할 일을 하도록 두세요.

"자연히 넘겨받았죠. 아이를 밀어내는 엄청난 노력을 제 몸 전체가 자동적으로 그리고 리드미컬하게 도왔죠. 저는 아들의 머리, 어깨, 몸이 나오는 것을 느꼈죠."

❧ 머리 출현 ❧

여러분 아기의 머리와 목은 치골(pubic bone) 아래와 산도의 곡선을 지나면서 뒤로 신전할 것입니다. 아기의 정수리가 질을 통해 보이기 시작한다면 아기를 분만하기 위해 적합한 자세로 들어가야 할 시간입니다. 아기 머리가 하강하면서 여러분은 손으로 머리를 느껴보려 할 겁니다. 아기와의 첫 번째 접촉은 기억에 남을 것이고 무슨 일이 일어나고 있는지 확실히 느낄 수 있도록 도울 것입니다.

아기가 태어나기 위해서는 골반바닥을 통과해야 합니다. 분만에서 그것의 작용을 보면, 골반바닥은 2개의 부위로 이루어져 있습니다. 앞은 pubic part, 뒤는 sacral part입니다. Pubic part는 ischial tuberosity, coccyx, sacrum에 붙어 있고 회음부라고 알려져 있습니다.

아기가 태어날 때 뒤로 자유롭게 이동할 수 있기 때문에 골반바닥의 엉치 부위 또는 회음부는 반드시 이완되어야 합니다. 이 단계에서 몸의 자세는 매우 중요합니다. 똑바로 누워있다면 엉치뼈가 뒤로 자유롭게 이동할 수 없고 뒤쪽인 골반바닥의 엉치 부위는 이완되지 못합니다. 이것은 아기의 머리가 유동적이고 늘어날 수 있는 엉치뼈와 꼬리뼈를 향해 뒤로 누르는 것이 아닌 뼈만 있는 subpubic angle 쪽인 앞으로 누르게 합니다. 그러나 스쿼트, 무릎 꿇기 또는 서 있는다면 골반의 자세가 달라져서 엉치뼈와 꼬리뼈가 뒤쪽으로 신전됩니다. 아기의 머리가 회음부로 눌리면, 릴랙스되고 최대한의 장소를 줍니다.

머리 출현은 아기가 출산하면서 끝나게 됩니다. 수축에 의해 아기 머리가 나오고 나서 잠시 멈추고 다음 수축에 의해 몸의 다른 부분이 나오게 됩니다. 때론 한 번의 수축으로 아기가 태어나기도 합니다. 머리가 나오면 아기는 회전하여 어깨가 pelvic outlet의 가장 넓은 지름에 맞춰지게 됩니다. 그리고는 한쪽 어깨가 나올 것이고, 다른 쪽 어깨가 나오면서 아이는 계속 회전할 것입니다. 마지막으로 몸 전체가 미끄러져 나올 것입니다.

❖ 여러분은 어떻게 느끼는가

이 단계에서 여러분이 느끼는 감각은 매우 강렬합니다-통증과 환희의 독특한 혼합이라고 할 수 있습니다. 머리가 거의 나오고 회음부 조직이 최대한 스트레칭 되는 때에는 극심한 스트레칭과 화끈거림이 있습니다(입의 양 끝을 손가락으로 잡아당길 때의 느낌과 비슷합니다). 그러나 아기의 몸 중 가장 넓은 부위인 머리가 나오자마자, 여러분은 엄청난 안도감이 듭니다. 만약 아이 어깨가 넓다면 먼저 한쪽 어깨, 그 후 다른 쪽이 나오면서 또 스트레칭 되는 것을 느낄 수 있지만 아이의 몸이 세상에 스르르 나오면 매우 즐겁고 종종 완전히 오르가슴과 같다고 묘사합니다.

"아기가 제가 밀어내지 않고도 점진적으로 그리고 쉽게 나왔어요. 저는 아들이 태어나면서 회음부에 화끈거림을 느꼈는데 확인해보니 찢김도 없었어요."

"저는 방에서 엄청난 존재감을 느꼈고 감정은 격양되었죠. 통증은 거의 참을 수 없을 정도였지만 이기를 밀어내려는 욕구가 있었어요. 제 생각에 가장 강한 신체적 감각 중 하나였던 것 같았고, 곧 거울을 통해 딸의 머리를 봤어요, 숱 많은 검은 머리카락이 나 있는 부분을요. 대단한 에너지의 방출과 함께 딸의 머리가 나왔지만 밀어내려는 에너지가 너무 강력해 바로 뒤에 딸의 몸 전체가 튀어나왔어요. 저는 최고의 해방감과 기쁨, 경이감, 감사함을 느꼈죠. 분만 그 순간의 느낌을 말로는 충분히 표현하지 못해요. 저는 울고 환성을 지르고 싶었어요."

꧁ 제2기를 위한 호흡법 ꧂

여러분이 상체를 세운 스쿼트 또는 무릎 꿇은 자세로 있으면 호흡이 자발적으로 이뤄질 수 있습니다. 그리고 몸 안에서부터 나오는 강력한 욕구를 받아들이면서 날숨에 집중하면 더욱더 도움이 될 것입니다.

수축이 오는 것을 느끼며 날숨에 집중하여 호흡을 깊게 합니다. 수축의 최고점에서 자궁이 아기를 만출하기 위해 아래로 누르기 때문에 여러분은 아마도 아래로 밀어내고 싶은 통제할 수 없는 욕구를 느낄 것입니다. 아기를 밀어내는 욕구는 용변 볼 때의 느낌과 비슷합니다. 매우 고통스러울 수 있기 때문에 수축에 반하여 긴장하지 않는 것이 가장 좋습니다. 욕구를 따라 원할 때 밀어내고, 원할 때 짧은 간격으로 숨을 참습니다. 이것을 미리 연습할 필요는 없습니다. 때가 되면 여러분의 몸이 무엇을 할지 알 것입니다.

일부 간호사나 의사는 아직도 산모에게 숨을 참고 밀라고 지시합니다. 지시사항이 산모 자신의 욕구와 일치하지 않을 수 있습니다. 이것은 산모가 중력에 반해서 똑바로 눕고 힘줄 때 사용하는 방법입니다. 그러나 특히 여러분이 상체를 세운 자세라면 긴 시간 숨을 참고 힘줄 필요는 없습니다. 실제로 이것은 아기에게 산소 공급을 감소시킬 수 있습니다. 그러므로 여러분은 자연적인 욕구를 따르도록 하세요.

만약 제2기가 힘들다면, 가장 중력의 효과가 좋은 자세인 standing squat를 선택하고 자연적으로 호흡하고 욕구가 있을 때만 밀어내도록 하세요. 그러나 이런 식으로도 진행이 전혀 되지 않는다면, 간호사나 조산사에게 더 능동적으로 밀어낼 수 있도록 가이드해 달라고 요청하세요.

아기를 분만하면서 소리를 자유롭게 내도록 하세요. 특히 아기가 실제로 나오면서, 제2기에서 나오는 독특한 '분만 비명'은 자연스럽고 본능적인 것입니다. 여러분이 분만하는 것을 도와주는 자연의 방식이므로 비명을 지르고 싶은 욕구에 저항하지 않는 것이 가장 좋습니다. 성대의 긴장이 풀리면 골반바닥 근육에서 비슷하게 긴장이 풀리게 됩니다. 몇몇 출산한 여성의 말에 따르면 제2기에 비명을 질렀을 때 통증을 전혀 느끼지 못했다고 합니다.

아기의 머리가 보이면 의료진은 밀어내는 욕구를 참는 것은 회음부 열상의 확률을 낮추기 때문에 너무 세게 밀어내거나 헐떡이지 말라고 조언할 겁니다. 일부 여성에게는 이 지도가 도움이 되었다고 하지만 다른 여성은 마음대로 낳는 것을 선호합니다. 원할 때 밀어내고 휴식하고 원하는 만큼 소리를 냅니다. 여러분은 시끄럽고 강력하게 또는 부드럽고 완만하게 여러분이 좋을 대로 분만할 수 있습니다. 때가 오면 여러분이 선호하는 것을 발견할 것입니다.

> "저는 침대 위에서 조산사와 남편이 받쳐주며 스쿼트했고 아기가 나오는 것을 느낄 수 있었어요. 저는 제 팔을 아래로 하고 머리를 느끼며 신음을 냈고 아기는 제 손으로 미끄러져 들어왔어요. 아기는 따뜻하고 뽀얗고 제가 만져본 그 어떤 것보다 더 매끈하고 부드러웠어요."

분만할 때 어떤 방식을 사용하건, 여러분이 느끼는 리드미컬한 감각과 조화를 유지하세요. 여러분 몸이 말하는 것에 맡기세요.

> "제2기의 한 시간 반 동안 저는 가끔 일어서기도 했지만 거의 내내 스쿼트하고 있었어요. 저는 진통 중에 최대한 편안한 자세로 지원을 받아 제 호흡을 조절하고 분출 수축을 잘 활용할 수 있었습니다. 또한 저는 앞에 세워 놓은 거울을 통해 나오는 머리를 제대로 볼 수 있었어요. 스쿼트 자세에서 분만을 했죠."

◇ 제2기를 위한 자세 ◇

여러분의 자세는 제2기 진행에 중요한 영향을 미칩니다. 상체를 세운 자세를 사용하면 중력에 의해 아기의 하강이 더 쉽게 됩니다. 아기의 머리가 보일 때까지는 일어서기, 앉기, 무릎 꿇기 또는 스쿼트 자세 다 괜찮습니다. 그 후에는 분만에 적합한 자세로 들어가야 합니다.

상체를 세운 상태의 장점을 이해하려면 다음을 시도해보세요.

1. 발뒤꿈치를 들고 스쿼트하세요. 숨을 들이마시고 골반바닥을 조이세요. 잠시 멈췄다가 숨을 내쉬면서 골반바닥을 천천히 릴랙스하세요. 수회 반복하세요.
2. 이제 머리 밑에 베개를 두고 똑바로 누워서 같은 것을 해보세요. 여러분은 아마 이 자세에서 회음부의 움직임이 훨씬 더 약하고 골반바닥 근육을 이완하는 것이 더 힘들다는 것을 발견할 것입니다.
3. 스쿼트에서 다시 해보고 중력이 골반바닥을 이완하도록 도울 때의 차이를 느껴보세요.

아기의 머리와 골반은 딱 맞아 골반의 크기가 약간만 증가해도 크게 느낍니다. 이것을 이해하려면 다음 자세를 따라 해보세요.

1. 발뒤꿈치를 들고 스쿼트하고 무릎을 벌립니다. 눈을 감고 골반이 열리는 것에 집중하세요. 이 자세에서 가장 넓게 열리고 아기가 아래 골반을 통과할 때 엉치뼈와 꼬리뼈가 자유롭게 움직일 수 있습니다.
2. 이제 반쯤 누운 자세에서 해보세요. 바닥 위에 베개 몇 개를 놓고 뒤로 누워 여러분의 몸통이 바닥에서 약 15도 각도를 이루도록 하세요. 손을

능동적인 출산

허리 아래 넣고 여러분 몸, 자궁, 아기 전체 무게가 엉치뼈에 가해지기 때문에 최대한 닫히게 됩니다. 연구 결과에 따르면 최대 1/3가량의 면적이 좁아지게 됩니다(1장 참고).

비스듬히 누우면 여러분의 자궁이 복부의 큰 혈관을 눌러 아기에게로 가는 산소 공급을 감소시키고 태아곤란증을 유발할 수 있습니다. 여러분의 자궁은 수축할 때 앞으로 젖혀집니다. 반쯤 누운 자세는 중력의 힘에 반하게 됩니다. 이것이 수축을 더 고통스럽고 덜 효과적으로 만듭니다.

"어느 땐가 저는 똑바로 누워서 제인이 저를 검사하도록 했어요. 불행히도 이 자세에서 수축이 왔어요. 극도로 고통스러웠고 그 경험을 반복하고 싶지 않았어요."

여러분의 꼬리뼈는 아기의 머리가 하강하면서 비켜주도록 되어있습니다. 분만 중 꼬리뼈로 앉으면 아래 골반문이 제한되고 분만 수개월까지도 엄청나게 고통스러운 꼬리뼈의 탈구를 일으킬 수 있습니다.

이상이 여성이 자유롭게 분만 자세를 결정할 수 있을 때 완전히 등을 대고 눕는 것과 반쯤 누운 자세를 거의 고르지 않는 이유입니다(예를 들어 Pithiviers에서 어느 해에는 898명의 여성 중 2명만 눕는 것을 선택했습니다).

상체를 세우는 자세는 확실한 장점이 있습니다. 어떤 자세가 여러분에게 맞는지는 그 시기에 발견될 것입니다. 분만 수 주 전에 여러분의 파트너와 여러 자세를 경험해 봐야 합니다. 당연히 여러분이 분만하는 방과 환경에 따라 자세는 제한될 수 있습니다. 방에는 도구로 사용할 가구가 거의 없어서 여러분이 자유롭게 알맞은 자세를 찾을 수 있어야 합니다. 침대에서도 바닥처럼 상체를 세운 자세를 할 수 있습니다(7장 참고).

제2기가 매우 짧은 게 아니라면 아기가 하강하면서 자세를 바꿀 것입니다. 일어서기와 스쿼트, 또는 스쿼트와 무릎 꿇기, 무릎 꿇기와 앉기처럼 요. 여러분을 지지하는 것을 도울 수 있는 사람 두 명을 가까이 두는 게 좋습니다. 아기가 하강할 때 변기 위에 앉는 것도 도움이 될 수 있습니다. 머리가 보이고 아기가 내려오고 있다고 느끼면 당연히 분만에 알맞은 자세로 바꿔주어야 합니다.

많은 여성이 스쿼트를 너무 일찍 시작하는 실수를 범합니다. 스쿼트에 매우 익숙하고 편안하다고 느끼지 않는데 제2기에서 스쿼트를 너무 일찍 하면 피로해질 수 있습니다. 아기의 머리가 나타날 때까지 어떤 상체를 세우는 자세도 괜찮습니다. 제2기가 매우 빠르다면 엎드리고 싶을 수 있고 이 자세를 분만 시까지 계속 취할 수 있습니다. 만약 제2기가 느리면 매달리는 스쿼트를 수축할 때 수회 동안 해서 아두가 더 빨리 하강하는 데 도움을 줄 수 있습니다.

❖ 보조 받으며 하는 스쿼트

중력을 최대한 이용하기 때문에 이 자세는 아기의 빠른 하강에 가장 효율적인 자세입니다. 수축 사이에는 일어서거나 걷지만 수축이 오면 여러분의 무릎이 굽혀지고 어딘가를 붙잡아야 될 것 같은 느낌이 들 수 있습니다. 양팔을 사용해서 파트너를 잡을 수 있고('매달려 스쿼트'에서), 뒤에 있는 파트너에게 모든 체중을 의지할 수 있습니다. 수축이 지나가면 다음 수축까지 자유롭게 움직입니다.

자세를 잘 잡았다면 완전히 이완됩니다. 스쿼트로 내려가면서 체중을 내려놓도록 하되 가능하면 발을 바닥에 붙여 발이 체중을 지탱하도록 합니다. 목을 이완시키고 파트너의 몸에 머리를 기대도록 합니다. 그리고 나서 다리를 벌리고 골반이 무거운 상태에서 아기를 내보내기 위한 강력한 수축을 맞이합니다.

선 채로 하는 스쿼트(Standing squat)는 여러 장점이 있습니다.

골반이 크게 열린 이 자세에서는 중력의 도움을 최대한 받을 수 있습니다. 옆에서 도와주는 사람은 몸을 지탱하기 위해 여러분을 위로 당기는 힘이 아래를 향하는 수축의 힘에 균형을 이룹니다. 제2기는 이 자세에서 가장 빠르게 진행되는 경향이 있습니다. 아기는 머리가 보인 후 보통 수축 한 번으로 나옵니다. 이것은 제2기가 길고 힘들었다면 좋은 방법이 됩니다. 또는 어려운 태위(posterior 또는 둔위), 거대아, 또는 태아곤란증이 의심될 때(분만이 능동적이었다면 가능성이 낮은)도 마찬가지입니다. 이 자세는 본능적으로 행동할 수 있는 자유를 줍니다.

아기가 태어났다면, 의료진은 안전히 여러분 앞 타월 위에 아기를 올려놓을 것입니다. 앉아서 여러분의 아기를 맞이하세요!

> "아기를 밑으로 내보내려 하는 욕구가 생겨나고 저는 저를 도와줄 자세를 찾았어요. 가장 좋은 자세는 제가 축 늘어지도록 남편이 뒤에서 제 팔 아래로 팔을 넣어 저를 위로 받쳐주는 것이었어요. 편안할 뿐만 아니라 그이의 신체적 힘이 저의 피로했던 몸을 회복시켰고 또한 우리에게 유대감을 주었어요. 아기를 밑으로 내보내는 것은 스스로 일어났고 네 번의 밀어내기 만에 우리의 아기가 나왔죠. 아름답고 미끄럽고 '꾸르륵' 거리는 딸이요."

분만 후 똑바로 앉으면 수유하는 데 알맞은 각도로 아기를 안을 수 있습니다(누우면 여러분의 유방이 측면으로 흘러내리게 되고 아이가 달라붙기 더 힘들게 됩니다). 여러분과 아기의 이 첫 번째 애정 어린 접촉이(피부와 피부, 눈과 눈)

자궁을 수축시키고 제3기에 태반을 만출시키는 호르몬을 분비하도록 자극합니다.

태반이 만출되거나 탯줄을 자르기 전에 원한다면 따뜻한 물 한 사발을 여러분 다리 사이에 놓아 아기를 씻겨도 됩니다. 아니면 여러분과 아기는 태반이 만출되고 좀 이따 욕조에서 같이 목욕해도 됩니다.

"아들은 저를 골똘히 바라보았고 제 가슴을 빨기 시작했어요. 탯줄은 박동이 멈추고 하얗게 될 때까지 연결된 상태로 두었죠. 분리된 느낌은 없었고 기쁨과 만족만 있었죠. 모든 것이 좋았고 저는 아주 신났고 전혀 피곤하지 않았어요."

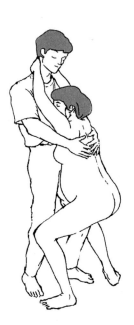 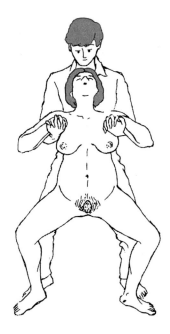

The hanging squat: facing her partner, the mother places her arms around his neck, allowing herself to hang. This position helps the baby to descend.

The supported standing squat: the partner stands behind the mother, holding her under her arms.

도와주는 자세는 약간의 연습만 하면 쉽습니다. 체구가 작아도 역학만 잘 이해하면 크고 무거운 여성을 최소한의 부담이나 노력으로 지지할 수 있습니다. 허리가 약하거나 척추 문제가 있다면 의자나 벽을 사용해야 합니다.

양말과 신발을 벗는 것이 가장 좋습니다. 발을 60~90㎝ 벌립니다. 무릎을 굽히고 허벅지와 엉덩이 근육을 긴장시키고 약간 상체를 뒤로 젖혀 산모의 체중을 여러분의 골반으로 들도록 합니다. 허리를 곧게 유지합니다. 등 하부에 무리가 갈 수 있으니 몸을 앞으로 숙이지는 맙시다. 팔과 어깨를 이완하여 상체에는 거의 긴장이 없도록 하고 허벅지가 지지하도록 합니다. 무릎을 굽힌 채로 유지하고 호흡을 깊게 합니다. '발바닥을 통해' 숨을 내쉬도록 해봅니다.

발과 하체가 자리 잡았다면 파트너의 체중을 받을 준비가 된 것입니다. 산모가 아기를 내보내기 위해 무릎 꿇는 자세를 계속 유지하면, 아기의 머리가 하강하는 데 오래 걸릴 수 있습니다. 회음부에 나왔다가 수축 사이에 다시 안쪽으로 사라질 수 있습니다. 그런 경우엔 산모가 더 상체를 세운 자세를 사용하는 것이 중력을 이용하는 데 도움을 줍니다. 수축 사이에 더 상체를 세운 자세를 취하면 아이가 내려오는 길을 더 쉽게 만들 수 있다고 산모에게 제안하도록 합니다. 그리고 나서 아주 천천히, 그림에 나와 있는 것처럼 뒤에서 도와 충분한 시간을 주면서 점점 무릎 꿇는 자세로, 그리고는 한 번에 한 다리씩, 일어서는 자세로 그리고 나서 산모가 몸을 낮춰 서 있는 스쿼트 자세(standing squat)로 들어가도록 합니다. 어깨와 상완의 이완을 유지하고 손바닥을 위로하여 산모의 팔 아래로 통과시킵니다. 산모는 손을 여러분 손 위에 올려 손바닥을 마주하고 선호도에 따라 깍지를 낄 수도, 안 낄 수도 있습니다. 아니면 산모가 엄지를 올린 채로 주먹을 쥐면 여러분은 엄지를 꽉 잡습니다.

팔과 손의 이완을 최대한 유지합니다. 산모가 여러분을 붙잡도록 하세요. 그 반대가 아니라 아이가 태어나면서 파트너가 매우 낮게 쓰러질 수 있기 때문에 다리 뒤에 의자나 침대를 놓는 것이 좋습니다. 그런 후에 여러분은 의자 위에서 스쿼트를 하고 산모는 여러분 다리 사이에서 스쿼트를 할 수 있습니다.

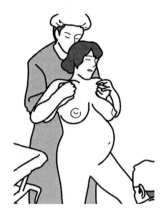

The baby's head crowns, and the mother settles into the supported standing squat, ready for the birth.

The baby is born in one contraction.

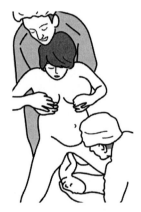

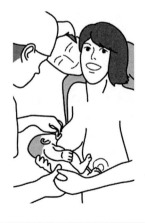

Moments after the birth

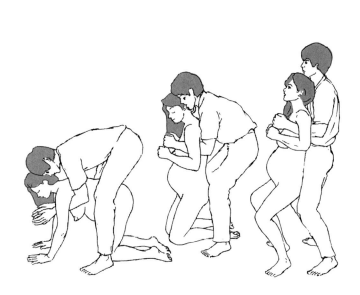

To lift the mother from the kneeling position to a standing squat, the partner stands over the mother and passes his hands under her arms between contractions.

The partner takes hold of the mother's thumbs. She rises slowly into an upright kneeling position.

Taking her time, the mother stands up. As she does so, her partner moves back a little and assumes the supporting position for a standing squat.

서 있는 스쿼트(Standing squat)에서 산모를 보조하는 것은 힘든 일이기 때문에 몇 번의 수축에 아기가 태어날 것 같은 때인 머리가 보이고 나서 이 자세를 사용하는 것이 좋습니다. 그러나 만약 아두의 하강이 느리다면, 머리가 보이기 이전에 이 자세를 취해서 머리가 내려오도록 도울 수 있습니다.

흡수력 있는 수건이나 일회용 패드로 덮인 깨끗한 시트를 산모의 다리 사이에 놓습니다. 아기는 보통 이 자세에서 꽤 바르게 태어나기 때문에 일반적으로 회음부를 보호할 필요는 없습니다. 그러나 마지막 단계가 느릴 경우, 따뜻한 압박붕대를 회음부에 대면 열상을 방지하는 것을 도울 수 있습니다.

보통, 산모는 아무런 지시사항이 없을 때 가장 잘합니다. 몸의 욕구에 의지해서 아기가 나오면서 비명을 지릅니다. 그러나 일부 여성은 이 시점에서 세심한 지도가 필요하기도 합니다. 산모를 방해하거나 산모에게 불필요한 지시를 하기보다 만출반사가 자연적으로 나오길 기다리는 것이 매우 중요합니다. 산모가 상체를 세운 자세에 있으면, 보통 산모가 '밀어내도록' 격려하는 것이 필요하진 않고 억제 없이 '놓을 수 있게' 해야 합니다.

약 5cm 두께에 세탁해도 되는 커버를 씌운(또는 미끄럼 방지된 가볍고 세탁할 수 있는 요가 매트) 단단한 발포 고무 매트를 바닥에 놓으면 좋습니다. 아기는 산모가 첫 번째 접촉이 준비될 때까지 몇 분간 엎어서 매트 위에 있는 흡수력 있는 수건 위에 놓을 수 있습니다. 이런 방식은 중력의 도움으로 액체가 자연적으로 빠져나가서 석션이 거의 필요하지 않습니다.

제3기에서 산모가 계속 상체를 세운 자세로 앉아 아기를 안게 되면 태반 분리가 촉진됩니다. 만약 과도한 출혈이 없었고 진통이 유도되지 않았다면 제3기가 일어나게 하기 위해 피토신은 쓸 필요가 없습니다.

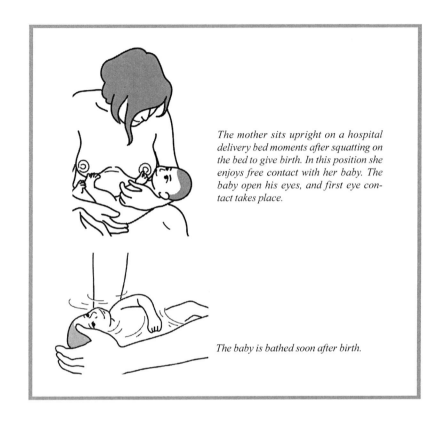

The mother sits upright on a hospital delivery bed moments after squatting on the bed to give birth. In this position she enjoys free contact with her baby. The baby open his eyes, and first eye contact takes place.

The baby is bathed soon after birth.

✤ 두 명의 도우미와 스쿼트하기

스쿼트를 쉽게 할 수 있거나 임신 기간 내내 스쿼트를 연습해 온 여성이라면 풀 스쿼트가 이상적입니다. 골반은 활짝 열리고 중력은 아기가 하강하는 것을 돕습니다. 골반바닥의 근육은 이완되어 있기 때문에 아기 머리가 쉽게 통과할 수 있어 열상이 방지됩니다.

수축 중에 산모는 바닥에 웅크리고 앉습니다. 두 명의 도우미는 양옆에 무릎 꿇고 둘 다 한쪽 무릎을 산모의 엉덩이 바로 아래에 위치시킵니다. 산모는 양팔을 각 도우미 어깨에 두르고 도우미는 한쪽 팔을 산모 등에 두릅니다. 수축 사이에 산모는 일어서거나 엎드릴 수 있습니다.

이 자세라면 산모는 완전히 이완되고 도움받는 스쿼트 자세에서 고개를 내려 아기가 태어나는 것을 자유롭게 봐도 됩니다. 또한 손을 사용해 아이의 머리가 하강하는 것을 느끼고 회음부 조직을 완화해 아기가 태어날 때 아기를 들 수 있습니다. 일부 여성은 본능적으로 이 자세를 취합니다.

이 자세에서 일어서거나 엎드린 자세로 바꾸는 것은 쉽습니다.

산모가 풀 스쿼트 자세일 때, 아기는 도움 없이 산모의 다리 사이로 미끄러져 나와 아래 방향을 보고 산모 앞에 내려올 수 있습니다. 그리고 나서 산모는 직접 아기를 들어 올릴 수 있습니다. 이 자세는 액체의 일부가 '고이지' 않고 빠지도록 합니다.

분만 후에 산모는 몸통을 꼿꼿이 하고 바닥에 앉을 수 있습니다. 산모가 상체를 세우고 있으면 아기를 다루기 훨씬 더 쉽고 아기가 유방을 찾는 데 더 수월합니다.

"제2기에서 저는 스쿼트하고 수축 사이에 일어서서 다리를 스트레칭했어요. 이 단계는 3/4시간 정도 계속됐는데 굉장히 느낌이 좋았어요. 자신감 있고 조절할 수 있었죠. 산과의사는 잠시 머리를 돌렸는데 실제 분만을 놓쳤어요. 라라는 말 그대로 혼자 '쑥' 나왔습니다. 그리고 울기 시작했어요!"

풀 스쿼트는 태반 만출에도 사용할 수 있습니다.

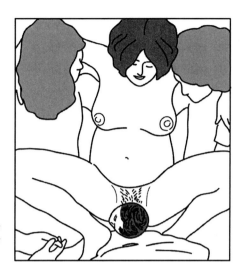

Squatting with two supporters. The midwife waits for the baby to emerge with the next contraction.

❖ 의자를 이용한 지원 스쿼트

산모는 스쿼트 자세에서 도우미 1명만으로도 분만할 수 있습니다. 도우미가 의자나 침대 모서리에 앉고 산모가 도우미의 허벅지를 사용할 수 있도록 도우미의 다리 사이로 들어가서 몸을 안기고 스쿼트할 때 많은 여성은 이 자세가 편안할 뿐만 아니라 즐겁고 위안이 되는 것을 발견합니다. 도우미는 단단한 의자 앞부분에 앉아서 산모가 자기의 몸에 기대어 휴식을 취할 수 있게 합니다. 이 자세는 도우미의 허리가 약할 때 이상적입니다.

"저는 의자에 앉은 론의 무릎 사이에 스쿼트를 했고 팔을 사용해 그이의 허벅지 위에 올려놓고 허리를 휴식했어요. 우리는 거울을 통해 아기의 머리가 나오는 것을 보았고 조산사가 장갑을 끼기도 전에 아기를 출산해 제 품에 안고 젖을 빨게 했습니다."

산모는 도우미가 보통 의자나 등받이 없는 의자에 앉아 파트너를 마주하는 것을 선호합니다. 산모가 발바닥을 바닥에 붙이고 스쿼트하면서 손목을 잡아 서로를 붙잡습니다. 이 자세는 산모와 도우미 모두에게 매우 쉽고 회음부를 릴랙스하는데 특히 효과적입니다.

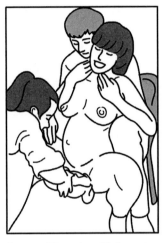

Supported Squatting with the partner sitting on a chair. The mother cries out freely as the baby is born.

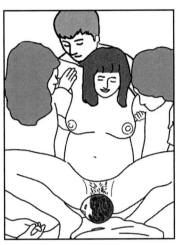

The father sits on the edge of the bed and supports the mother as the baby is born.

❖ 무릎 꿇기 또는 엎드리기

여기서는 단순히 무릎 꿇고 다리를 벌리고 손이나 쿠션을 쌓아둔 것에 의지합니다.

이 자세는 매우 자연스럽게 나오는 자세로 전통적 사회의 여성에 의해 자주 사용되었습니다. 이 자세는 더 많은 통제력을 주고 아기의 하강을 약간 느리게 하기 때문에 만약 진통이나 제2기가 매우 빠를 때 이상적인 자세입니다. 아이가 하늘을 보고 있다면 엎드리는 것은 허리에 가해지는 압박을 완화시키고 엉덩이를 부드럽게 움직여 아기가 하강하면서 회전할 수 있도록 도와줍니다. 이 자세를 해본 여성은 분만을 매우 쉽게 할 수 있는 자세라고 말합니다. 원한다면 수축 사이에 상체를 세워 무릎 꿇고 팔을 스트레칭해 줍니다.

아기가 태어나고 의료진이 받았다면 아기를 다리 사이로 통과시켜 엎어서 여러분 앞에 둘 수 있습니다. 그러고 나서는 다시 발꿈치에 의지하거나 앉거나, 상체를 세운 자세로 앉아 여러분의 아기를 보고 안을 수 있습니다.

일부 산모는 무릎 꿇는 자세로 분만을 하고 본능적으로 몸을 뒤집어 앉습니다. 이런 경우 의료진은 아기를 한쪽 무릎 사이로 전달해줄 수 있습니다. 종종 산모는 한쪽 무릎을 올려 반쪽 무릎 꿇는 자세나 반쪽 쪼그려 앉는 자세에서 분만하기도 합니다. 이 자세는 아이를 직접 받고 싶을 때 유용합니다.

"제2기가 시작했을 때 저는 상체를 세우고 무릎 꿇은 다음 아기를 밀어내기 위해 침대 위를 잡았습니다. 30분 이내로 아기를 출산할 수 있었어요. 탯줄을 자르지 않고 저는 몸을 뒤집어 아이를 받았습니다. 아주 멋

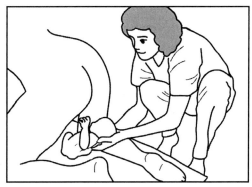

Birth in the all-fours position. The midwife is dressed comfortably so that she too can be active!

겼어요! 저는 무릎을 꿇고 있었고 아기가 나오는 것을 조절할 수 있었기 때문에 열상이 없었고 분만 직후에 꽤 편안하게 걸을 수 있었죠."

때로 산모가 제2기에서 무릎 꿇으면 아기의 머리가 나오고 나서 몸통이 나오기까지 시간이 오래 걸립니다. 수축 중 머리가 나타났다가 수축 사이에서 다시 사라질 수 있죠. 이런 경우에는 좀 더 수직적인 스쿼트 자세로 바꿔 분만이 오래 걸리지 않도록 하는 것이 가장 좋습니다.

제2기가 예상외로 너무 빠른 경우, 무릎-가슴 자세를 사용해 속도를 늦추도록 합니다.

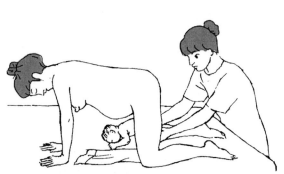

The baby is passed through the mother's knees after birth and placed face down on an absorbent towel.

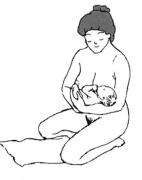

When she is ready, the mother lifts her baby up and sits upright to cradle the baby in her arms.

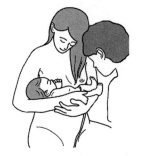

Sitting on her heels after giving birth on all fours, the mother cradles her newborn baby.

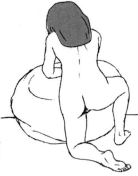

From the kneeling position, the mother lifts one knee to give birth.

능동적인 출산

❖ 옆으로 눕기

이 자세는 엉치뼈가 자유롭게 움직일 수 있어 분만 시에 유용합니다. 의료진에게 반쯤 누워있는 자세와 같은 장점을 제공합니다. 덜 숙이면서 시야가 좋습니다. 그러나 중력을 최대한 사용하지 않기 때문에 이 자세는 제2기가 느리다면 적합하지 않을 것입니다. 그러나 아기가 문제없이 하강하고 있다면, 좋은 자세입니다.

몸통을 베개로 잘 받치면서 옆으로 누워, 한쪽 팔을 무릎에 걸어 아이가 태어날 때 다리를 떠받쳐줍니다.

분만 후에는 똑바로 앉아 아기를 안고 가슴으로 가져갑니다.

> "서한테는 그 당시에 맞게 느껴지는 것이 간단히 맞는 자세였어요. 무릎을 가슴까지 당기며 왼쪽으로 눕고 손으로 당겨 회음부가 더 열리도록 하면서 동시에 머리가 나오고 있는 것을 만졌어요. 이 방법으로 저는 회음부를 여는 데 도움을 약간 받았죠."

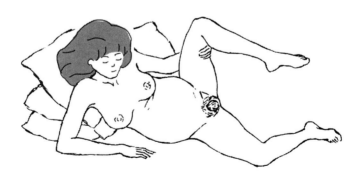

Birth in the side-lying, or "left lateral," position

⸱ 분만 직후 아기 ⸱

태어난 직후 아기는 약간 파랗거나 잿빛일 수 있습니다. 이것은 완전히 정상입니다. 호흡을 시작하자마자 아이는 정상 색이 될 것입니다.

아기는 매우 미끄럽고 촉촉하고, 아마 약간 피투성이일 수도 있고, 크림치즈처럼 생긴 흰색 크림 같은 물질에 덮여있을 수 있는데 이것을 태지라고 합니다. 이것은 영양분이 되는 물질이 있어 아기의 몸에 흡수되고 아기의 체온 유지에 도움이 됩니다. 몇 시간 후에 태지는 피부를 통해 흡수될 것입니다.

아기는 약간의 주름이 있을 수도 있는데 시간이 좀 지나면 몸이 부드럽고 둥글게 될 것입니다. 일부 아기는 출생 시 귀나 신체 다른 부위에 잔털이 있습니다. 이것은 초기 몇 주에 빠집니다. 아기의 머리는 처음엔 신체 나머지 부분에 비해 꽤 크고 분만으로 인해 약간 뾰족하거나 몰딩되어 있을 수 있습니다. 또한 성기도 약간 커져 있습니다.

아기의 눈은 분만 직후에 열릴 것입니다. 아마 몸 전체가 나오기 전부터 열릴 수 있습니다. 아기는 깨어서 여러분을 찾을 것입니다! 이 시기에 아기의 모든 감각은 예리합니다. 피부, 귀, 눈, 그리고 입은 모든 자극에 수용적입니다. 분만 후 첫 한두 시간 동안 아기는 처음으로 호흡과 시력을 경험하면서 극도로 총명합니다. 다음 시간이나 날들보다 더 그렇습니다. 폐와 소화기관은 아기가 공기를 호흡하고 유방에서 초유를 빨면서 기능하기 시작합니다. 분만 후 초기 몇 시간, 며칠, 몇 주 동안에 아기는 익숙한 산모의 박동소리와 몸의 온기를 느껴야 합니다.

쌍둥이를 가졌다면, 첫째를 평상시처럼 맞이하고 간호하세요. 산모와 아기의 첫 접촉이 둘째 쌍둥이를 만출하는 수축을 자극할 것입니다.

능동적인 출산

⚘ 진통의 제3기 ⚘

분만 후 아기는 여러분 품에 있을 것입니다. 여러분의 몸은 자궁을 수축하고 태반이 자궁벽에서 분리되도록 하는 호르몬을 분비할 것입니다. 우리 몸은 자연스럽게 자동으로 이 과정이 일어나게 설계됐습니다. 아기가 유방을 접촉하거나 유두를 빨면 더 많은 호르몬이 분비되어 자궁이 강하게 수축합니다.

아기가 폐를 통해 독립적으로 호흡하기 시작한 지 10분에서 15분이 지나면 호흡이 안정되고 탯줄은 박동을 멈출 것입니다. 태반과 탯줄은 아기에게 산소를 공급하고 이산화탄소를 제거하기 위해 호흡이 안정화될 때까지 기능을 계속합니다. 특히 태아곤란증이나 합병증이 있는 경우에는 아기가 독립적으로 호흡할 수 있을 때까지 충분히 산소를 공급합니다.

신생아에 있어 산소 결핍은 매우 위험합니다. 이것은 뇌 손상을 유발할 수 있습니다. 아이가 이산화탄소를 내보내지 못하는 것도 똑같이 위험합니다. 만약 아기가 아직 태반으로 산소를 공급받고 있다면 탯줄이 너무 이르게 잘리지 않았기 때문에 뇌 손상이 일어날 확률은 훨씬 더 낮아집니다.

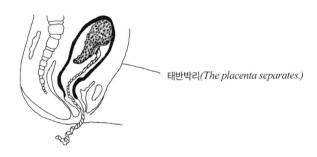

태반박리(*The placenta separates.*)

한 조산사가 제게 의료지원이 없었던 시골 지역에서 아기가 1시간 반 동안 불규칙하게 호흡한 특이한 상황에 대해 이야기해 준 적이 있습니다. 조산사는 탯줄을 연결된 채로 두었고 또한 호흡이 규칙적으로 될 때까지 간간이 산소를 주었습니다. 조산사는 탯줄이 한 시간 반 동안 계속 기능하는 것을 보았고 아기가 태반을 통해 호흡할 필요가 없어질 때 마침내 박동이 멈췄습니다. 그리고 나서 태반이 분리되고 만출되었으며 아기는 건강한 상태였습니다.

탯줄이 박동을 멈춘 후엔 자연적으로 차단이 됩니다. 그리고 나서 탯줄을 자르고 아기를 태반에서 분리하거나 또는 태반이 만출될 때까지 기다릴 수도 있습니다.

쌍둥이일 경우에도 탯줄을 미리 자르거나 겸자로 고정하지 않는 것이 매우 중요합니다. 둘째 쌍둥이는 첫째가 태어난 이후 곧 태어날 것이고 두 개의 태반이 마지막에 만출됩니다. 쌍둥이는 태반이 더 크기 때문에 한 명만 출산할 때보다 출혈이 더 많을 수 있습니다.

많은 부모가 직접 탯줄을 자르는 것을 좋아합니다. 매우 만족스러울 수 있는 분리의식이죠.

제3기는 서두르면 안 됩니다. 분만 후, 아이가 젖을 먹으면 자궁이 수축해 태반을 만출하게 합니다 이것은 보통 분만 후 첫 1시간 내에 일어나지만, 때로는 더 걸릴 수 있습니다. 과도한 출혈이 없다면 이 과정을 서두를 필요가 없습니다.

산모가 상체를 세운 자세에서 분만하고 아기가 분리되지 않았다면, 자궁수축제 투여를 할 필요가 거의 없습니다. 자궁수축제는 산모가 진통 중 누워 있었을 때, 마취제나 자궁이 자연적으로 수축할 수 있는 능력을 감소시키는 약물을 사용했을 때, 또는 분만 후 산모와 아이가 분리되어 정상적인 호르몬 분비가 방해를 받은 경우에 분만 후 출혈의 위험을 낮추기 위해 사용합니다. 분만 후 출혈이 생기면, 자궁수축제는 출혈을 멈추는 데 매우 효과적이지만, 능동적으로 분만을 하면 그런 상황의 가능성이 낮습니다. 자궁수축제는 어느 정도의 위험성이 있어 진통과 분만이 정상적이고 자연적이라면 사용을 권하지 않지만 일부 병원에선 일상적으로 사용되고 있습니다. 여러분은 피할 수 있는 방법을 미리 의료진과 상의해야 합니다.

태반이 자궁벽에서 분리될 때 여러분은 수축이 오는 것을 느낄 수 있고 스쿼트를 하여 자궁이 태반을 만출할 수 있도록 합니다. 태반은 대략 아기의 1/6 정도 크기로 매우 부드러워 분만하기 훨씬 더 쉽습니다. 태반이 나올 때 여성이 느끼는 감각은 매우 즐겁습니다. 기분 좋고 힐링 되는 분위기로 끝나게 됩니다.

> "태반은 30분 후에 나왔어요. 저는 그냥 침대에서 스쿼트했고 약하게 한번 밀어내니 나왔어요!"

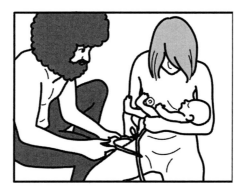

After the placenta has been expelled the umbilical cord is clamped, and then the father cuts it.

고통스럽진 않지만, 탯줄 견인은 태반의 조각이 뒤에 남아 감염을 일으킬 수 있기 때문에 보통 권장하지 않습니다. 또한 여러분이 자연적으로 태반을 만출할 수 있는 즐거움을 뺏는 것입니다.

원한다면 태반을 보는 것을 잊지 마세요. 일부 사회에서는 태반이 자궁에서 아이의 일부였고 마술적인 힘이 있다고 여겨져 태반을 처분할 때 큰 의식을 치릅니다. 많은 동물이 태반을 먹습니다. 태반이 함유한 호르몬은 자궁이 수축하여 평상시로 돌아가도록 도와줍니다. 일부는 와인과 버섯과 함께 스튜로 요리하기도 합니다. 다른 사람은 태반을 플라스틱 팩에 넣어 집으로 가져가 좋아하는 나무 밑에 묻기도 합니다.

분만 후 여러분의 의사나 조산사는 여러분의 질과 회음부에 찢긴 곳이 있는지 검사할 것입니다. 만약 있거나 회음절개술이 시행되었으면, 의사는 국소마취제를 사용해 여러분이 통증을 느끼지 못 하게 하고 찢긴 부분을 봉합할 것입니다. 국소마취제는 아기에게 위험하지 않고 한 바늘만 꼬매도 국소마취제를 사용하도록 합니다. 여러분은 봉합이 되는 동안 아기를 계속 안고 있어도 됩니다. 사실, 여러분은 침대 위에서 다리를 벌리고 무릎은 굽혔을 때 아마 더 잘 이완할 수 있을 것입니다. 진정과 소독 효과가 있는 허브 좌욕은 열상이나 회음절개술의 치유를 빠르게 할 것입니다.

여러분의 아기도 검사를 할 것이고 이것 또한 원한다면 아기가 여러분의 품 안에 있으면서 할 수 있습니다. 진통은 끝났지만 제3기는 여러분과 파트너와 아기에게 매우 중요한 시간입니다. 아기가 가장 기민한 시기입니다. 여러분과 아기는 어떤 의미로는 처음으로 서로를 만나고, 눈을 들여다보고, 최초로 시간을 같이하는 것입니다. 몇 시간 후에 아기는 잠들 것입니다. 아기는 다음 주 정도에는 대부분의 시간을 자거나 젖을 먹는 데 보낼 것입니다.

감정을 공유하고, 여러분의 가족에 새로운 사람이 들어온 것을 기념하며 같이 시간을 보낼 필요가 있습니다. 이 유대감 형성은 여러분의 새 관계에서 필수적인 부분입니다. 아기를 상세히 검사하는 것과 같이 분만 후에 필요한 대부분의 절차는 1시간 정도 기다릴 수 있습니다.

분만 후에 여러분의 가족만 몇 시간 정도 같이 보내도록 합니다. 만약 분만 시 합병증으로 이것이 불가능하다면, 처음으로 가족끼리만 있을 기회를 같은 방식으로 맞이하도록 합니다.

> "아들이 제 배 위에서 한 시간 반 동안 안겨 있는 동안 남편과 저는 조용히 대화하며 우리의 아들을 알아갔습니다. 그날 밤 우리는 떨어지지 않았죠. 아기는 잠들기 전 조용하고 침착하게 주변을 쳐다봤어요. 그 시간은 저에게서 절대 잊히지 않을 거예요."

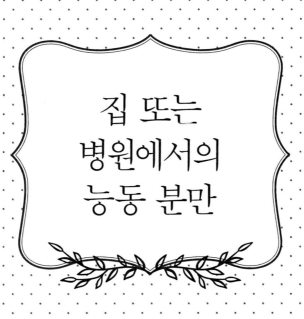

7장

집 또는
병원에서의
능동 분만

임신을 하면 출산할 장소를 선택해야 합니다. 많은 지식이 있는 것이 아니므로 이를 결정하기는 쉽지 않을 것입니다. 의료진의 성향이 어떤지, 분만실에서의 운영 방침은 어떤지 사전에 방문해서 마음에 드는 병원을 선택하세요.

ᕮ 집 또는 병원? ᕭ

분만 시 모든 위험을 없앨 방법은 없습니다. 거의 대부분의 아기는 안전하게 태어나지만 어느 분만에서든지 최종 결과는 항상 불확실합니다. 예기치 않은 합병증이 생길 수 있고, 기계가 고장 날 수도 있습니다. 일반적으로 집에서 아기를 낳는 것은 최상의 조건을 제공하지만 위급상황에서 병원만큼 안전하지 못합니다. 여러분의 건강, 병원과의 거리, 임신 중에 발생했던 문제 같은 요소를 잘 고려하여 분만에 가장 적합한 장소를 결정하세요. 가장 중요한 것은 모든 가능성을 알아보고 여러분의 우선순위가 무엇인지 고려한 다음 가장 좋다고 느끼는 결정을 하는 것입니다. 결정을 할 때에는 여러분의 직감적인 느낌도 매우 중요한데 직감적인 느낌은 임신 말기가 되면 무엇이 좋은지 강하게 느낄 것입니다. 미국에서는 분만 시 대부분 산과의사가 참여합니다. 합병증을 처리하도록 훈련받은 의사로 산과적 지침에 의지할 가능성이 높습니다. 여러분은 산과 및 신생아 케어 둘 다 제공하고 분만을 정상적인 과정으로 보도록 훈련된 일반의를 선택할 수도 있습니다. 또는 공인받은 간호사인 조산사를 선택할 수도 있습니다. 조산사는 분만의 전문가로서 병원, 분만센터 그리고 집에서 분만에 참여할 수 있습니다. 그들은 의사와 함께하기도 하고 합병증이 있는 여성을 전문의에게 의뢰하기도 합니다. 능동적인 분만에서는 대부분의 미국 여성처럼 병원에서 산과의사와 아기를 낳기로 결정해도 조산사가 제공하는 지속적인 도움을 받을 수도 있습니다. 또한 여러분의 친구나 친척, 둘라, 남편과 병원에 동행하여 진통을 하는 동안 도움을 받을 수 있습니다. 요즘은 많은 병원에 독립된 분만센터가 있어 진통과 분만을 동시에 할 수 있는 개인적인 분만실이 있습니다. 이러한 곳은 집의 편안함과 응급 기관으로의 장점을 결합한 있습니다. 만약 다음의 문제가 생기면 병원에서 아기를 낳아야 할 것입니다.

🧬 전자간증

때로는 임신중독증이라고 불리는 이 상태는 혈압이 위험한 정도까지 올라갈 때 생깁니다. 임신 말기에 흔히 약간의 혈압 증가가 있어 세심한 관찰이 필요하지만, 혈압은 감정과 연결되어 있고, 때로 분만이 가까워지면서 흥분으로 약간 상승을 유발할 수 있습니다. 그러나 이완기 혈압이 15 증가하면 고혈압이 있다고 합니다. 꼭 그런 것은 아니지만, 전자간증의 증상일 수 있습니다. 다른 증상으로는 부종과 소변에 단백질이 나오는 것입니다. 이것은 신장과 간 부전의 징후일 수 있고, 조산이나 아기로 가는 산소와 영양분 결핍, 산모에게 경련 또는 혼수상태를 일으킬 수 있습니다. 다행스럽게도, 자간증은 요새 매우 드문 질환입니다.

때로는 침상 안정과 좋은 식사(충분한 양의 단백질을 포함한)로 가벼운 전자간증은 호전될 것입니다. 이 상태에서는 아기를 병원에서 낳는 것이 가장 안전합니다. 전자간증이 지속된다면, 의사는 유도분만을 선택할 것입니다.

만약 임신 중에 병상에 누워있게 되면, 몇 시간마다 한 번씩 일어나서 이완을 시키는 요가를 30분 정도 하고 다시 침대로 돌아가면 도움이 됩니다.

둔위

이런 경우는 정상 태위보다 위험이 큽니다.

과거 합병증

이번 분만에 영향을 미칠 만한 문제가 이전 분만에 있었다면, 병원이 더 낫습니다. 지난번에 무슨 일이 있었는지 깊게 생각해보고 의료진과 의논합니다. 가끔은 다른 전문가의 의견을 들어보는 게 같은 문제가 재발할지 알아내는 데 도움이 됩니다. 예를 들어, 골반 불균형으로 제왕절개를 했다면, 또 제왕절개를 해야 될 수 있습니다. 그러나 제왕절개의 원인이 태아곤란증이라면 같은 일이 재발할 가능성은 훨씬 줄어듭니다.

🧬 전치태반

때로 태반이 자궁경부에 가깝게 위치하거나 덮어버립니다. 아기가 나오기 전에 태반이 분리되는 위험이 있습니다. 이런 경우는 제왕절개가 필요합니다.

🧬 쌍둥이

쌍둥이는 때로 조산이 되기 때문에, 신생아 중환자실이 있는 병원을 선택하는 것이 중요합니다. 만약 합병증이 없고 두 아이 모두 만삭에 크기가 괜찮으면 능동 분만이 가능합니다. 보조받으며 서서 하는 스쿼트가 가장 좋은 자세입니다.

쌍둥이는 단일 아기보다 작은 경향이 있기 때문에, 실제로 분만이 더 쉬울 수 있습니다. 진통 중 태위가 결과를 결정할 수 있습니다. 두 아기 모두 두위라면 쌍둥이에서 최상의 조건입니다. 쌍둥이를 능동 분만하려면 첫째를 보조받는 스쿼트 자세로 출산합니다. 시간이 있으면, 산모는 앉아 신생아를 맞이하고 신생아의 젖 빨기가 자궁이 수축하도록 자극하여 둘째를 내보내게 합니다.

쌍둥이에는 두 개의 태반이 있으므로, 보통보다 출혈이 많고, 자궁수축제가 필요할 수 있습니다.

🧬 항체가 있는 Rh 음성

대부분의 사람은 Rh 양성입니다(Rh+). 15%는 Rh 음성입니다(Rh-). 만약 여러분이 Rh-이고 여러분의 짝이 Rh+라면, 아마 여러분은 Rh+ 아기를 임신했을 겁니다. 만약 아기가 Rh+이고 아기의 혈액이 여러분의 혈액과 섞이면(임신 마지막 3개월이나 분만 때 가끔 일어납니다), 여러분은 Rh+ 혈액에 대한 항체를 합성할 것입니다. 임신 중에 혈액 검사를 해서 이 항체가 있는지 확인하고, 28주에 의사나 조산사가 로감(Rhogam)을 주사하여 항체 합성을 방지합니다. 만약 주사를 맞지 않고 항체가 합성되지 않는다면 아무것도 걱정할 필요가 없습니다. 아기의 혈액은 분만 시(드물게 일어납니다) 여러분의 혈액과 섞일 가능성이 높기 때문에, 그리고 항체를 합성할 때쯤이면 아마 아기가 태어날 겁니다.

임신 중 로감 주사를 맞지 않고 탯줄에서의 혈액 검사로 아기가 Rh+인 것을 발견한다면, 분만 72시간 내에 로감 주사를 맞아 다음 아기에게 영향을 미칠 수 있는 항체 합성을 방지해야만 합니다. 이 주사가 나오기 전까지, Rh- 여성은 큰 어려움을 겪었고, 때론 분만 후 아기의 항체를 없애기 위해 완전 혈액 교환이 필요했습니다.

여러분의 혈액에 항체가 없다면, 임신과 분만이 걱정 없이 일어날 수 있습니다. 만약 항체가 있다면, 병원에서 분만해야 합니다.

◦ 집에서 하는 능동 분만 ◦

"차분함, 평온함, 이완이 충분히 되었고, 우리는 모두 같이 잠자기
위해 가족 침대에 누웠죠. 커트나 데이비드과 떨어지지 않아서 너무 기
분 좋았어요."

가정분만은 많은 장점이 있습니다. 병원에서는 관행적인 의료 개입을 하
게 되는데 여러분 자신의 집에서는 여러분을 중심으로 모든 일이 돌아갑
니다. 사랑하는 사람을 곁에 두고, 익숙한 환경의 편안함과 안전함 속에서
이완을 할 수 있습니다. 분만은 여러분의 가정생활에서 매우 특별한 사건
이고, 기념해야 할 시간입니다. 가정분만은 아기가 당신과 떨어질 필요 없
이 새로운 형제나 자매를 맞이할 수 있습니다. 모든 게 잘 진행되면 분만
때 아기들을 같이 있게 해 분만을 체험할 수 있도록 할 수 있습니다.

"아들이 태어났고 탯줄 박동이 멈추길 기다리고 있는데, 저는 갑자
기 이게 얼마나 멋진 일인지 깨닫게 되었어요. 우리 모두 이 순간 함께
하는 거예요. 딸애들이 남동생이 태어나는 것을 목격했죠. 유대감을
형성하는 매우 강력한 경험이죠."

가정분만은 임신 초기부터 분만까지 케어의 연속성이라는 큰 장점이 있습니
다. 분만에 참여할 의료진을 알아가고 여러분이 바라는 것을 사전에 상의할
수 있는 충분한 시간이 있습니다. 또는 주치의가 분만에 참석하기 때문에 편
안합니다. 여러분이 의도한 바를 의사나 조산사가 상의할 수 있는 기회를 최대
한 활용하세요. 여러분의 분만을 능동적으로 할 수 있도록 의료진이 지원하고
응원할 거라고 믿는다면 더 자신 있게 분만을 할 수 있습니다.

"어려움이 닥쳐올 거라 생각하니 갑자기 겁이 났는데, 집에서 사랑하는 사람의 품속에서 분만할 거라 생각하니 더 쉬웠죠. 병원에서 분만 시 주변의 방해를 받지 않고 제 자신의 나약함과도 싸울 준비를 했어야 했는데, 집에서 분만하는 것은 안전하다고 느꼈기 때문에 관행적인 시술을 하지 않고 분만할 수 있었어요."

집에서는 병원에서 관행적으로 하는 처치와 약물이나 다른 의료적 처치를 의지하고자 하는 유혹을 피할 수 있습니다. 여러분이 진통에 참여하는 유일한 사람이고, 분만 과정은 자연적으로 펼쳐집니다. 서두르지 않아도 되고, 진통의 리듬을 방해하고 수축을 느리게 할 수 있는 병원으로 이동하는 불편함도 없습니다. 이상적인 환경을 조성할 수 있고, 원할 때 언제나 화장실을 갈 수도 있고, 소리를 내고 싶은 만큼 낼 수 있고, 음악을 들을 수 있고, 그리고 원하는 음식이나 음료도 먹을 수 있죠. 완전한 육체적인 자유를 갖고, 여러분 침대나 또는 바닥에서 분만할 수도 있죠. 혼자 있을 수도 있고, 또는 여러분이 선택한 사람들과 경험을 공유할 수도 있죠.

분만 후, 여러분과 가족은 모두 함께 특별한 축하의 시간을 즐길 수 있습니다. 아기가 잘 때 여러분도 잘 수 있고, 침대에서 아이와 밤낮으로 함께 있을 수 있죠. 모유수유를 할 수 있고 여러분의 아기를 케어하는 법을 배우는 것은 이와 같은 조건에서 더 쉽습니다.

가정분만 시에 여러분은 의학적으로 '저위험'군에 있어야 합니다. 이것은 여러분이 건강하고 임신 중 문제가 없었고 분만에 영향을 미칠 수 있는 과거력이나 산과적 합병증이 없다는 것을 말합니다. 그러나 때로는 고위험군 산모도 숙련된 참여자의 세심한 보살핌을 보장받으면 집에 있는 것이 더 나을 수도 있습니다.

가정분만을 계획할 땐, 합병증이 생겨 병원으로 후송되어야 될 때를 대비해 적절한 방법을 마련해 놓도록 합니다.

ᦟ 분만실 ᦞ

> "저는 분만을 위한 준비를 해둔 2층 침실로 올라갔습니다. 깨끗한
> 시트를 씌운 발포 고무 매트리스가 벽난로 앞에 있었습니다. 시트를 씌
> 운 엄청 큰 빈백 의자가 침대 다리에 기대어 있었습니다. 그리고 수축
> 사이에 앉을 작은 등받이 없는 의자가 있었죠."

여러분이 여러 자세를 취할 수 있는 쾌적한 환경을 준비합니다. 특수한
장비가 필요하진 않습니다. 여러분은 이미 필요한 모든 것을 갖췄을 겁니
다. 스쿼트자세에서 여러분을 지지할 충분한 쿠션과 낮은 등받이 없는 의
자나 크고 무거운 책을 쌓은 것이 준비됐는지 확인합니다. 아기가 출생 후
바로 보온해야 하기 때문에 추가적인 난방도 사용할 수 있어야 합니다. 어
두운 조명이 진통 시 이완하는 데 가장 좋지만, 조산사나 의사가 필요할
수 있기 때문에 램프 1개를 준비합니다. 여러분의 조산사나 의사가 여러
분에게 분만에 필요한 물자 목록을 제공할 것입니다. 분만실에 박스나 서
랍에 넣어 보관합니다.

분만을 여러분이 준비한 방이 아닌 다른 곳에서 할 가능성도 높습니다.
산모는 화장실에서 프라이버시가 보호된다는 느낌이 있고 물이 가까이 있
기 때문에 아기들이 화장실에서 태어나는 것은 드문 일이 아닙니다. 진통
이 매우 짧지 않다면, 여러분은 욕조나 샤워를 사용해 볼 수도 있습니다.
아기가 수중에서 태어나는 것도 가능성이 없진 않습니다. 그리고 이것이
일어난다면 지극히 안전하고, 또 즐거울 수도 있습니다. 진통이 반 정도
진행될 때까지 기다리고 나서 욕조에서 긴 시간을 보내는 것이 가장 좋습
니다. 온수는 여러분이 진짜 필요할 때 사용해야만 가장 도움이 됩니다(8
장 참고).

분만 후

분만 후에 아기에 옷을 입힐 필요는 없습니다. 실제로, 함께 벌거벗고 있는 것은 멋진 일이고, 피부와 피부가 접촉하면서 유대감을 형성합니다. 여러분의 아기도 헐렁하게 싸여 여러분 몸 가까이 있는 것이 가장 편안할 것입니다. 아기는 보온되어야 하므로, 충분한 양의 부드러운 수건이나 목욕 뒤에 몸을 싸는 담요를 준비합니다. 출생 후 하루나 이틀은 아기가 여러분 몸의 온기와 여러분 심장박동의 친숙한 소리에 가까이 있는 것이 가장 좋습니다. 이 시점에서 같이 자는 것이 (그리고 같이 목욕하고) 이상적입니다. 같이 자면 감염과 싸우는 아기의 면역력을 강화시켜주는 귀중한 초유를 충분히 섭취시킬 수 있습니다. 초유는 소화관이 출생 2일 후 또는 3일 후에 들어올 모유를 섭취할 수 있게 준비시킵니다. 분만 후 수 시간 후에, 여러분의 조산사는 정리를 도와주고 나서 떠날 것입니다. 이 시점에서 무엇이 필요할지 미리 생각하고 침대 가까이 모두 준비시켜놓으면 좋습니다. 따듯한 물을 받을 사발과 첫 대변 후에 아기를 닦을 천도 필요합니다. (첫 배설물은 짙은 녹색이나 검은색 끈적이는 물체로 태변이라고 불립니다. 하루가 지나면 변이 누르스름하게 됩니다.) 또한 여러분은 기저귀 같은 것이 필요할 것입니다. 기저귀 대어점은 신생아를 위한 특수한 소형 기저귀를 제공할 수 있는데 처음 몇 주를 편하게 해줄 수 있습니다. 하루에 약 12개 정도 쓸 것입니다! 방수 매트리스 패드는 매트리스가 얼룩지는 것을 막고, 야간 등, 물병, 전화기는 모두 침실에 있으면 편리합니다. 아기가 빨고 난 후 쓰라림을 방지하기 위해 젖꼭지에 바를 아몬드 오일이나 금잔화 크림을 준비하는 것도 좋은 생각입니다(8장 참고).

여러분은 분만 후 경이로운 느낌이 들 것이지만, 충분한 휴식을 취하고 잠을 자서 건강을 챙겨 여러분의 에너지를 아기를 케어하는 데 사용해야 합니다. 매일 혼자 보낼 시간을 계획한 것이 아니라면, 가정분만 후 하루 종일 손님을 즐겁게 할 수 있을 겁니다. 여러분의 갓 태어난 아이를 차분하게 알아가는 데는 충분한 시간이 필요합니다.

⌯ 병원에서의 능동 분만 ⌯

능동 분만은 분만에 알맞은 환경이라면 어느 곳에서나 시행할 수 있습니다. 아기를 병원에서 낳는다면, 미리 여러분이 분만 시 움직이거나 상체를 세운 자세를 사용할 수 있는지 알아보도록 합니다. 병원이 다음의 물선을 제공하는지 알아봅니다.

- 낮은 스툴 또는 분만 스툴
- 추가 베개
- 면 담요
- 빈백 의자
- 스피커

샤워나 욕조의 위치를 메모해서 진통 시 사용할 수 있게 합니다.

침대에서 가능한 일을 알아봅니다. 대부분 분만 침대는 조절할 수 있습니다. 올리거나 내릴 수 있고, 등받이나 발은 독립적으로 들거나 낮출 수 있고, 때로 발과 매트리스는 함께 제거될 수 있습니다. 이 매트리스는 기댈 쿠션의 역할을 합니다. 많은 침대에 스쿼트 바가 있습니다.

다음이 궁금할 것입니다.

- 침대나 분만 테이블 대신에 바닥 위에서 분만이 가능한가?
- 내가 상체를 세운 자세에 있어도 진통의 흐름을 깨지 않고 쉽게 사용할 수 있는 휴대용 태아 심박 모니터를 스태프가 가지고 있는가?

개별 수업을 듣고 있어도 병원의 분만 준비 수업을 들어 병원에 대해 더 배울 수 있습니다. 아직 많은 병원이 의료적 조치와 과학 기술의 사용을 강조하고 있지만, 점점 많은 병원이 진통 시에 움직이는 것과 분만 시에 상체를 세우는 자세의 장점을 인식하고 있습니다. 여러분이 일찍이 병원의 정책을 알고, 여러분의 필요에 맞는 병원을 선택할 수 있는 권리가 있다는 것을 아는 것이 중요합니다. 물론, 병원을 바꾸는 것은 의료진을 바꾸는 것을 의미합니다. 여러분은 선택한 병원에 분만에 참여하는 의사와 조산사의 이름을 물어볼 수 있습니다.

"저는 절대적으로 필요하기 전까진 관장, 모니터, 약물 또는 회음절 개술을 원하지 않는다고 말했고, 제 조산사가 제 의사를 확인하곤 그것에 대해서는 더 이상 말하지 않았죠."

㏇ 가져가야 할 것 ㏇

진통으로 병원에 갈 때, 병원에서 제공하지 않는다면 기댈 수 있는 크고 단단한 쿠션 1~2개(약 0.28㎡ 넓이)나 또는 빈백 의자를 가져갑니다. 쿠션은 최대한 단단하고 두꺼워야 하고, 당연히 매우 깨끗해야 합니다. 여러분은 여러 개의 베개가 필요할 것입니다. 병원에서 추가적으로 제공하지 않는다면 몇 개 챙겨오세요.

병원이 제공하지 않으면 스툴을 한 개 가지고 갑니다. 무릎 꿇을 패드를 가져오는 것도 좋은 생각입니다. 바닥에서 또는 침대 위에서 무릎을 보호하는 데 사용할 수 있습니다.

병원에서 제공하지 않는다면 녹음기와 여러분이 선택한 음악을 가져오는 것이 좋습니다. 이것을 통해 산모뿐만이 아니라 참여자도 정말 기분 좋게 이완할 수 있습니다.

맵시 있고 느낌이 좋은 잠옷을 가져오세요. 앞이 열리는 짧은 면재질(또는 남성 셔츠 또는 파자마 상의)이 간호에 편리하고 쉽게 벗을 수 있습니다. 방이 추울 때를 대비해 양말을 가져오세요.

진통 시에 사용하거나 나중에 아이를 목욕시키는 데 사용할 스펀지(가능하면 해면 스펀지)를 가져올 수 있습니다.

여러분은 자신의 허브티와 꿀을 가져올 수 있습니다. 때때로 꿀 한 스푼을 허브티에 타 먹으면 혈당이 떨어지지 않게 하고 포도당 정맥주사가 필요 없습니다. 포도당 알약이나 사과주스나 빨간 포도주스도 같은 효과가 있습니다(감귤류 주스는 너무 산성이기 때문에 안됩니다).

당연히, 여러분의 파트너는 필요시 음식이나 공중전화에 쓸 동전이 필요할 수 있습니다.

ᗛ 진통을 위한 움직임 ᗞ

제1기의 초반부는 집에 있으세요. 병원에 입원한 후에는, 얼마나 자궁이 열렸는지 검사할 것입니다. 아기의 위치와 건강을 확인할 것입니다. 어떤 병원은 관장을 권하기도 하는데 꼭 필요한 것은 아니기 때문에 여러분은 원하지 않으면 거절할 수 있습니다. 병원에 도착하면, 진통이 약간 느려져도 놀라지 마세요. 이완하고 편안해지면, 진통의 리듬이 회복될 것입니다.

샤워나 목욕은 이완을 촉진시킵니다. 즐기세요! 제1기가 길었다면, 이따금 샤워하는 것을 즐겨도 됩니다. 분만실을 돌아다니거나 침대 옆에 서서 큰 쿠션을 여러분 앞에 두고, 한 발을 출산 의자 위에 놓고 수축 시 앞으로 쿠션에 기대세요. 침대를 보고 의자에 앉아 앞쪽의 쿠션에 기대는 것도 좋은 생각입니다.

스쿼트 자세에서 출산 의자를 사용해 여러분을 지지할 수 있습니다. 베개를 그 위에 얹거나 간호사나 조산사에게 1회용 종이 패드를 달라고 합니다. 또는 바닥에서 침대의 봉을 잡고 지지하면서 스쿼트하세요.

진통이 매우 강해질 때 분만 침대에서 일어섭니다. 등받이를 올리고 쿠션을 쌓아 수축 사이에 앞으로 기대어, 무릎 꿇는 자세에서 완전히 지지받으며 휴식할 수 있도록 합니다.

등받이를 잡으면서 스쿼트할수도 있습니다. 아니면, 여러분의 파트너가 침대 뒤에 서거나 옆에서 여러분을 지지할 수 있습니다. 침대 위에서 팔로 파트너의 어깨를 둘러 지지하면서 옆으로 스쿼트해보세요. 파트너가 뒤에서 여러분을 지지하고 파트너 반대 방향을 보고 스쿼트할 수 있고 또는 쿠션을 쌓아놓고 앞으로 기대어 스쿼트할수있습니다. 또는 있으면 스쿼트 봉을 사용합니다. 여러분의 본능을 따르고, 여러분의 필요에 맞도록 환경을 맞추세요.

능동적인 출산

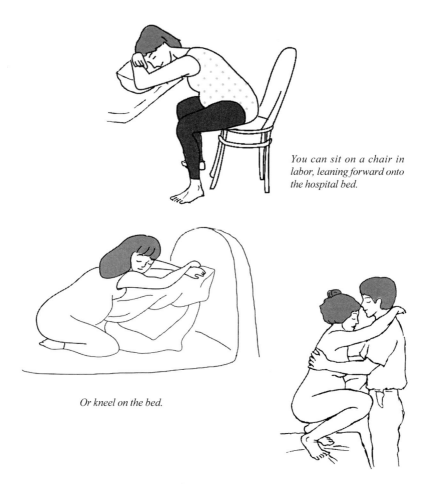

You can sit on a chair in labor, leaning forward onto the hospital bed.

Or kneel on the bed.

Or squat on the bed while your partner supports you.

❧ 병원에서 제2기 ❧

만약 바닥에서 계속하길 원하면, 6장에 제2기에 나오는 어드바이스를 따를 수 있습니다. 일부 병원은 스쿼트 하기 원하는 여성을 위해 바닥에 매트리스를 깔아줄 수도 있지만, 다른 병원은 아직 제2기가 침대 위에서 진행되어야 한다고 주장합니다. 침대 위에서 무릎 꿇기 자세를 취하는 데 아무 문제 없습니다. 간단히 무릎 꿇고 앞으로 베개를 쌓은 것에 기댑니다. 침대 위에서 스쿼트하고 싶다면, 다음과 같은 여러 지지법이 있습니다.

❖ 2명의 도우미와 스쿼트하기

베개를 발뒤꿈치 아래 두고 침대 위에서 스쿼트합니다. 여러분의 서포터는 침대 양쪽에서 양옆에 서 있습니다. 만약 키가 비슷하면 한쪽 팔을 각각 어깨에 꽤 편안히 두를 수 있을 것입니다. 만약 여러분이 편하다면, 그들도 한쪽 팔을 여러분의 등에 두르고 다른 팔을 사용해 각 무릎 아래서 지지합니다.

만약 제2기가 시간이 좀 걸린다면, 아이의 머리가 출현할 때까지 기다렸다가 스쿼트를 해서 너무 피로해지지 않도록 합니다. 변화를 원하거나 휴식을 하려면, 앞으로 무릎 꿇기 자세로 옵니다. 수축 중 도우미의 어깨를 붙잡으며 일어설 수도 있습니다.

> "의사와 제 남편이 스쿼트 자세로 가는 것을 도와줬어요. 정말 대단했죠! 저는 훨씬 더 쉽게 밀어낼 수 있었고 그들의 힘이 저를 지지하고 있다는 것을 느껴서 편안했어요. 스쿼트를 계속했고 딸의 머리가 매우 빠르게 하강했어요."

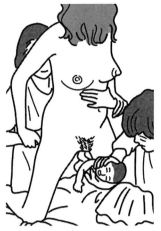

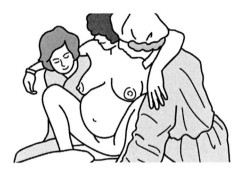

Partners stand at the side of the bed and support the mother in the squatting position.

As the mother kneels upright, the baby is born on the hospital bed.

❖ 1명의 지지자와 스쿼트하기

스쿼트 자세에서 지지받는 또 다른 방법은 뒤에서 받는 것입니다. 이것은 등받이를 낮출 수 있을 때 효과적입니다. 여러분의 파트너가 침대 위에 서서 6장에 나와있는 '서서 하는' 스쿼트에서 여러분을 지지합니다.

이것은 만약 조산사가 침대 반대편에서 보조할 수 있으면 침대 위에서 옆으로 스쿼트하면서도 할 수 있습니다(아마 여러분 모두에게 더 편안하게).

다른 방법은 여러분이 침대 위 쿠션을 쌓은 것이나 빈백 의자 위에 있으면서 파트너가 여러분 뒤에 앉는 것입니다. 여러분은 파트너의 다리 사이로 파트너의 몸을 지지대로 사용하며 스쿼트를 합니다.

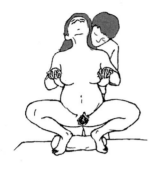

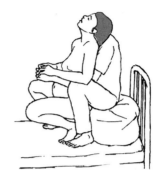

Your partner can stand behind you to support you as you give birth squatting on the bed.

Or your partner can sit on a bean-bag chair on the bed while you squat between his knees.

❖ 스쿼트바로 스쿼트하기

마지막으로, 일부 분만 침대는 분리 가능한 바가 있어 침대 프레임의 옆에 있는 구멍으로 넣을 수 있도록 되어 있습니다. 여러분은 안전과 지지를 위해 봉을 붙잡습니다.

이러한 예는 병원에서 용인되는 모든 것을 각자 방식으로 활용하는 것입니다. 임신 중 병원을 방문하여 여러 가능성에 대해 생각을 떠올리고 스태프와 상의하는 것이 매우 중요합니다. 만약 상체를 세운 자세가 피로하거나 불편하다고 느껴진다면 반쯤 누운 자세보다 우선적으로 옆으로 눕는 자세를 해보도록 합니다.

꒰ 태아곤란증 ꒱

이것은 아기가 충분한 양의 산소를 공급받지 못할 때 생깁니다. 보통 두 가지 증상이 있습니다.

1. 아기의 심박수가 정상 범위인 분당 120에서 160회보다 지속적으로 느리거나 빨라질 때까지 하강하거나 상승합니다.

2. 아기의 항문 괄약근이 이완되어, 첫 대변을 양수로 내보내어 갈색 또는 초록색을 띠게 합니다. 이것은 이차적인 합병증으로 이어질 수 있습니다. 만약 아기가 양수를 들이마시면 태변이 폐를 착색시켜 호흡기 문제를 초래할 수 있습니다.

태변 착색과 비징싱 심박수가 모두 있다면, 아기는 곤란한 상황에 있을 것입니다.

태아곤란증은 다음과 같은 원인이 있습니다.

- 누운 자세에서 산모 대혈관의 압박
- 지연분만
- 조기 유도
- 데메롤과 같은 진통제 다량 사용
- 태반 기능 이상
- 탯줄의 탈출, 꼬임, 또는 압박
- 산모에서 당뇨 또는 임신중독증

태아곤란증을 피하거나 완화하려면, 진통 중 능동성과 상체를 세운 자세를 유지합니다. 만약 아기의 심박이 불규칙하면, 수직적 또는 무릎 꿇기 자세로 바꿔보세요. 만약 제2기에 태아곤란증이 나타난다면, 서서 하는 스쿼트가 아기를 빠르게 내보낼 수 있는 가장 좋은 방법입니다.

만약 태아곤란증이 의심된다면, 모니터링의 방식을 바꾸거나 (보통 외부에서 내부로) 아기의 두피(scalp)에서 혈액 샘플을 얻어 산소와 이산화탄소 수치와 다른 관련 수치를 검사하여 재확인합니다. 확진을 내리기 전에 재확인은 필요합니다.

태아곤란증이 있는 경우 겸자분만, 흡입분만, 회음절개술 또는 제왕절개술이 필요할 수 있습니다.

⚬ 능동 분만에서 아기 모니터링 ⚬

진통 중 아기의 심박은 주기적으로 1시간 정도마다 체크될 겁니다. 진통이 잘 진행되고 있다면, 간호사나 조산사는 그 정도로 자주 검사하지 않고 직감에 의존할 수도 있죠. 제2기에 태아 심박은 더 자주 체크하지만, 필요하지 않을 수도 있습니다.

평범한 청진기는 태아 심장 박동을 측정하는 데 충분합니다. 간호사나 조산사는 심장 박동을 측정하는 동안 여러분은 상체를 세운 자세로 앉거나 약간 뒤로 기댈 수 있습니다. 일부 진취적인 조산사는 진통 중인 여성이 엎드려있을 때 아래서 청진을 하기도 합니다. 청진기는 실제로 이 자세에서 더 듣기 쉬울 수도 있습니다.

태아 심장 박동 모니터의 가장 흔한 종류는 휴대용 도플러로, 태아의 심장 박동 소리를 증폭합니다. 이것은 비교적 비싸지 않아서 대부분의 병원과 의사가 가지고 있습니다. 이것들은 어떠한 형태의 상체를 세운 자세에서도 사용될 수 있고, 산모나 아기에게 불편함을 초래하지 않습니다(아기에 대한 영향은 충분히 연구되지 않았지만).

병원에서 가장 흔히 사용되는 복부 벨트 모니터는 문제가 있습니다. 산모는 복부에 2개 벨트를 착용해야 하는데—한 개는 수축을, 한 개는 아기의 심장 박동을 측정합니다—보통 산모를 반쯤 누운 자세에 국한시킵니다. 많은 산모가 벨트가 불편하다고 불평합니다. 수축은 분명 누운 자세에서 더 고통스러운데, 여기 진짜 모순이 있습니다. 모니터는 산모를 태아곤란증을 가장 일으키기 쉬운 자세로 만듭니다. 태아곤란증을 알아내기 위해 기계에만 의지한다면, 자신의 본능을 무시하게 됩니다. 일부 병원에서는 벨트 모니터를 20분간 착용시킵니다. 벨트가 불편하다면 방해가 될 수 있습니다. 제 수업을 들었던 산모들은 무릎 꿇기 자세에서 벨트 모니터를 성공적으로 사용했고 문제들을 일부 해결했습니다.

> "아기가 작아 의사가 걱정해서 저는 분만 침대로 올라가서 모니터링을 받아야 했어요. 침대에 눕자마자 수축이 고통스러워졌고, 모니터가 연결되자마자 돌아서 침대 위에서 무릎 꿇었어요. 그 즉시 통증이 사라졌고 수축을 참을 수 있었죠."

종종 벨트 모니터에 추가적으로, 사용할 수 있는 다른 종류의 모니터는 두피 전극 모니터입니다. 이것은 고위험군 아기에게 사용하도록 만들어졌고 정상 진통에서 사용되도록 의도된 것이 아니었습니다. 전극이 작은 나선형의 와이어나 후크로 자궁경부를 통해 아기의 두피에 연결됩니다. 이 종류의 모니터링은 코드의 길이와 참여자의 융통성에 따라 산모에게 이동성을 좀 줍니다. 그러나, 단점은 전극을 붙이기 위해 양막이 터져야 하고, 이것은 위험할 수 있습니다—진통을 가속시키고, 때로는 격렬하게, 감염의 위험성을 높입니다. 막이 터지는 것은 또한 수축하는 자궁으로부터 아두로 불필요한 압박이 가해지게 합니다('진통 유도 또는 가속' 참고). 바깥세상으로부터 첫 접촉으로 아이에게 전극을 연결하는 것의 영향은 또한 의문점입니다. 일부 아기는 전극이 연결된 부위에 머리에 작은 상처가 남을 수 있고 때로는 영구적인 작은 '흉터'가 생길 수 있습니다.

지속적으로 불규칙적인 심장 박동을 발견하는 것처럼, 합병증의 위험이 있으면 두피전극 모니터링이 벨트 모니터보다 더 정확하다고 알려져 있고 아기의 안전이 우선적인 경우에 적합할 수 있습니다. 그러나 몇 개의 연구는 루틴 전기적 태아 모니터링이—외부 또는 내부 방법으로—휴대용 청진기로 듣는 것에 비해 장점이 없다는 것을 보여줬습니다. 실제로, 전자 태아 모니터링이 루틴이 될 때, 제왕절개율은 보통 증가합니다.

무선 (원격측정) 모니터는 두피 전극을 연결하기 위해 양막을 파열해야 될 수 있지만, 산모에게 완전한 이동성을 줍니다. 전자 모니터링이 필요하다면, 원격측정 기기가 있는지 물어보세요. 정상 진통에서, 모니터링이 정상 생리를 방해하면 안 됩니다.

ᨏ 진통에서 식사 ᨏ

여러분이 진통 중일 때 여러분의 위와 장은 내용물을 내보내고 싶어 할 것입니다. 그러므로, 소화하기가 힘든 음식이나 음식을 많이 먹는 것은 좋은 생각이 아닙니다. 진통이 길어진다면, 체력을 유지하기 위해 약간의 음식이 필요합니다. 탈진이 되었을 때 여러분은 피곤하고 무기력한 느낌이 들 것이고, 진통이 잘 진행되지 않을 것입니다. 의학적으로, 이 상태를 케톤증이라고 합니다. 여러분의 소변을 검사하여 아세톤을 함유하고 있다면 진단할 수 있습니다. 여러분의 몸에 포도당이 부족하다면 지방과 같은 체내의 다른 연료를 태울 것입니다. 소변의 아세톤과 혈액의 케톤은 지방대사의 산물입니다.

대부분의 병원이 진통 중인 이성이 아무것도 먹지 않도록 합니다(전신마취하고 제왕절개해야 될 경우를 대비해서). 케톤증을 예방하려면, 정맥 글루코스 연결을 선호합니다. 이것은 여러분이 일반적으로 누운 자세로 제한되고 배고픔을 느낄 수도 있다는 말입니다!

케톤증은 다음과 같은 방법으로 피할 수 있습니다.

- 진통 초기에 집에서 토스트 1조각, 계란, 맥아와 꿀을 곁들인 요구르트나 수프 같은 가벼운 식사를 합니다.
- 긴 진통에서 배고픔을 느끼면, 가벼운 아침식사 같은 간식을 먹거나 또는 가볍고 영양가 있는 수프 몇 스푼 먹으면 도움이 될 것입니다.
- 뜨거운 물이나 허브티에 꿀을 넣거나 적포도나 사과주스같이 때때로 당분을 섭취합니다. 만약 약간 케톤증이 생기면, 수축 사이마다 포도당 알약을 먹고 비감귤류 과일 주스를 마십니다. 강한 진통에 들어섰으면 물을 원하게 됩니다.

ᘓ 내진 ᘓ

이것은 간호사나 조산사가 출산의 진행을 평가하기 위해 합니다. 손가락을 여러분의 질 속에 넣어 자궁경부와 아기 머리의 꼭대기를 느껴 개대와 태위에 대한 정보를 얻습니다.

여성이 진통 시에 능동적이고 잘 진행하고 있다면, 이런 검사를 자주 할 필요는 없고 때로는 아예 필요 없을 때도 있습니다. 대부분의 참여자는 제1기 끝에 개대가 완전한지 확인하기 위해 내진을 합니다.

그러나 일부는 산모가 어떤 것을 붙잡거나 바닥에서 엎드린 자세를 취하려는 욕구나, 밑으로 밀어내는 소리, 회음부 팽창, 항문 확장과 같은 징후에 의존하기도 합니다. 이런 참여자는 만출반사를 방해하는 것을 피하고 정상적으로 진행되는 것인지 의심될 때만 내진을 합니다.

여러분 자신도 얼마나 많이 개대되었나 알기 위해 검사받고 싶을 수 있습니다. 그러나 일부 여성은 진통 중에 가장 예민한 부위를 만지는 것이 불편하다고 호소를 합니다. 내진은 매우 부드럽게, 수축 중보다는 수축 사이에, 여러분에게 가장 편한 자세에서 할 수 있습니다. 참여자가 여성을 일으켜서 (한쪽 발을 의자 위에 올려놓고), 의자 모서리에 앉아, 또는 엎드린 자세에서 검사할 수 있습니다. 이런 자세들은 반쯤 누운 자세보다 훨씬 더 불편할 수 있습니다.

대부분의 간호사와 조산사는 여성이 반쯤 누운 자세에서 검사하도록 수련받았고, 이해할 수 있는 부분이지만, 방식을 바꾸기 원하지 않습니다. 아마 여러분은 참여자에게 어려움이 있으면 눕겠다고 동의하면서 다른 자세를 먼저 시도해봐도 되는지 물어봅니다. 그들은 아마 여러분이 상체를 세운 자세에서도 그만큼 검사하기 쉽다는 것을 발견할 것입니다. 만약 어떤 이유로, 참여자가 여러분을 눕혀야만 한다면, 그녀가 끝났을 때 다시

능동적인 출산

일어나면 됩니다. 검사받을 때 숨을 깊게 쉬고 최대한 이완하면 도움이 될 것입니다.

엎드린 자세는 참여자에게 아이가 태어나면서 무슨 일이 일어나고 있는지 좋은 시야를 제공합니다. 실제로, 시야와 접근성을 보면, 이 자세가 이상적입니다. 여기서 문제는 아기의 위아래가 바뀌는 것입니다—그러나 이것은 새로운 것을 시도하기로 결정을 내리고 나서는 문제가 거의 되지 않을 것입니다. 여성이 자신의 본능을 따르는 분만에 참여할 때, 조산사나 의사도 또한 필요에 의해 더 자연스럽고 더 본능적이어야 합니다(1장 참고).

만약 여러분이 분만 시에 스쿼트 자세를 하고 있다면, 조산사나 의사는 손에 의지하여 아기의 경과를 느끼거나 보기 위해 몸을 숙여야 합니다. 이 자세에서는 골반이 더 열리고 회음부가 더 이완되기 때문에, 검사를 할 필요가 감소하고 회음부를 보호할 필요가 거의 없습니다.

아기의 머리가 출현하고 나서, 조산사나 의사는 손가락을 사용해 탯줄이 아기 목에 둘려 있는지 확인할 것입니다. 이것은 흔한 일이며, 참여자가 해야 할 일은 아기가 나오거나 그 이후에 단지 보통 탯줄을 약간 잡아당겨 느슨하게 하여 아이 머리와 몸 위로 빼는 것입니다. 스쿼트 자세를 경험해본 조산사는 탯줄이 목을 두르는 것은 문제가 없고 산모가 누운 자세로 할 때와 정확히 같은 방법으로 처리할 수 있다고 할 것입니다.

탯줄이 목을 두세 바퀴 감는 특이한 경우에 산모는 누운 자세를 하는 것보다 스쿼트하는 것이 골반이 활짝 열려 아기가 훨씬 더 빨리 태어날 수 있어 가장 안전합니다. 아기가 태어나자마자 앉아 의사나 조산사가 탯줄을 더 쉽게 풀 수 있도록 합니다. 이 상황에서 탯줄이 아이가 나오는 것을 방해하는 것이 아니라면 탯줄을 자르는 것은 바람직하지 않습니다. 아기가 태어나면, 탯줄은 보통 빠르게 풀립니다. 아기가 산모 다리 사이에 엎드려지면서 탯줄에서 박동이 멈추도록 둡니다.

⟳ 진통 유도 또는 가속 ⟳

진통은 보통 적당한 때에 자연적으로 일어납니다. 그러나 때론 의사는 유도분만으로 인공적으로 진통을 시작하도록 권유하기도 하고, 때로는 진통이 느리면 인공적으로 빠르게 할 수 있습니다.

전자간증이나 당뇨 같은 의학적 문제로 인해 임신을 지속하는 것이 산모나 아이에게 위험하기 때문에 진통을 유도하기도 합니다. 일부 의사는 양수가 터진 지 오래되었고(12~24시간) 수축이 자연적으로 시작하지 않아 감염의 위험이 증가할 때 유도분만을 합니다. 산모가 출산 예정일을 진통 없이 2주 이상 넘겼을 경우 분만을 종종 유도하기도 합니다. 여기서 걱정은 태반이 40주 이후 기능을 잘하지 못해 아기가 영양실조 상태일 수 있다는 것입니다. 그러나 임신은 보통 길이가 다르고 예정일이 지났다는 것만으로 유도를 하는 데 좋은 이유가 되지 않습니다. 만약 산모와 아기를 신중히 관찰하고 합병증의 징후가 없다면, 진통이 스스로 시작하도록 기다려도 해가 되지 않습니다.

진통이 반드시 시작해야 할 때는, 여러분 스스로 유도할 수 있습니다. 성관계는 이것을 하는 즐거운 방법입니다. 정액의 프로스타글란딘이 자궁경부를 부드럽게 하고 이완과 오르가슴이 진통을 시작하게 할 수 있습니다. 유두 자극 또한 진통을 일으킬 수 있습니다. 운동은 진통 수축을 자극할 수 있고 관장이나 구강으로 섭취한 캐스터 오일을 통한 장 자극도 할 수 있습니다(의사나 조산사와 가이드라인에 대해 상담하세요). 그러나 관장이나 캐스터 오일은 경련이나 설사를 일으킬 수 있습니다.

제가 찾은 진통을 시작하는 데 매우 성공적인 방법은 침을 통하는 것입니다. 만약 진통이 침 치료 24시간 이내에 시작하지 않는다면, 여러분의 조산사나 의사가 자궁경부를 부드럽게 마사지하면서 도울 수 있습니다. 이것은 자궁경부에 있는 작은 분비샘(gland)에서 프로스타글란딘 합성을 자극합니다(이것은 감염의 위험을 증가시킬 수 있어 양수가 터진 후에 하면 안 됩니다).

만약 이 방법 중 아무것도 효과가 없다면, 프로스타글란딘 젤을 자궁경부 내부나 밖에 발라 연하게 만들 수 있습니다. 이 치료도 수축을 시작시킬 수 있습니다. 유럽에선 오래전부터 사용되어 왔지만, 프로스타글란딘 젤은 식약청에 의해 인가가 되지 않아 모든 병원에 있진 않고 조제법이 다양합니다. 부작용으론 급격한 혈압 변화, 메스꺼움, 유난히 강한 수축이 있고 주의하면서 사용해야 합니다.

만약 진통이 시작은 했는데 매우 느리다면, 아기의 심장 박동이 정상이고, 산모가 잘 견디고 느낌이 좋으며, 자궁경부가 개대되고 있다면 보통 걱정할 이유가 없습니다. 많은 여성이 제1기에 빠져드는 데 긴 시간이 걸리고 다른 여성들은 제2기에 아기가 하강하도록 하는 데 시간이 걸립니다. 때론 배고픔이 지연을 초래하기도 합니다. 아마 산모는 표현할 수 없는 무언가에 대한 두려워움과 억제와 싸우고 있을 것입니다. 만약 산모를 이해하고 시간, 프라이버시가 주어지면, 어려움을 극복할 자신의 방법을 찾을 수 있을 것입니다.

제1기에서 일부 진통이 멈췄다가 시작하는 것은 꽤 정상입니다. 이것은 진통이 처음에 매우 느렸다가 갑자기 빠르게 진행될 때 종종 일어납니다. 여성은 0에서 6㎝가 될 때까지 12시간 이상이 걸렸다가 6㎝에서 완전 개대가 될 때까지 10분이 걸릴 수도 있습니다.

일반적으로, 느린 진통에 가장 좋은 방법은 방을 어둡게 하고 산모를 얼마 동안 혼자 두는 것입니다. 5㎝ 개대 후 물에 들어가는 것이 종종 매우 도움이 됩니다. 걷는 것, 날씨가 괜찮으면 야외를 걷는 것도 도움이 될 수 있습니다(수축 시는 멈춰서 앞으로 기댑니다).

더 수직적인 자세는 아기가 하강하고 자궁경부에 더 많은 압력을 주도록 도와 진통을 가속시킬 것입니다. 스쿼트는 수축을 더 강하게 만들 것입니다. 움직이는 것은 진통을 가속시키고, 반쯤 무릎 꿇는 자세나 반쯤 쪼그려 앉는 자세는 자궁경부의 개대를 빠르게 할 수 있습니다.

진통을 유도하거나 가속할 때 병원에서 일반적으로 사용하는 방법은 첫 번째로 옥시토신(피토신) 정맥 내 점적이고 두 번째로 양막 인공 파열입니다. 피토신은 정상 진통보다 수축을 더 강하게 더 자주 일으킵니다. 때로 2개의 피크가 있어 이 수축은 정상 수축보다 더 견디기 어렵습니다. 수축이 매우 강력할 때, 태반으로의 혈액 흐름을 방해하여 태아곤란증의 확률을 증가시킵니다. 피토신 투여 중 주의 깊은 태아 모니터링이 필수입니다.

다행스럽게도, 일부 병원은 이동 가능한 정맥 내 점적이 있어 여러분이 피토신을 받으면서 일어나거나 걸을 수 있습니다. 태아 심박 모니터도 여러분이 상체를 세운 자세로 착용할 수 있습니다. 여러분은 무릎 꿇기 자세에서 몸을 지지하여 수축 사이에 휴식할 수 있도록 쿠션을 쌓은 것 또는 빈백 의자가 필요합니다.

인공 양막 파열법은 도구를 사용해서 아기를 둘러싸는 막을 터뜨리는 것입니다. 그러면 양수는 빠져나오기 시작하고 수축이 보통 강해집니다. 일부 병원에서는 입원 시 관행적으로 사용하는 시술입니다.

양막을 터뜨리는 것의 단점으로는 다음과 같은 것들이 있습니다.

- 아두와 자궁 사이에 보호작용을 하는 액체가 소실되어 강력한 자궁 수축으로부터 아두와 탯줄에 더 많은 압력이 전해집니다. 이것은 아기로 가는, 아기에서 나오는 혈액 흐름을 감소시키고, 태아의 심박이 약간 느려질 수 있습니다.
- 양막이 터지고 나면 산모에게 감염의 위험이 증가합니다.
- 피토신과 마찬가지로, 양막 파열 후에 수축이 갑자기 훨씬 더 강력해지고 고통스러워

집니다. 강도가 갑자기 증가했기 때문에 견디기 매우 어려울 수 있습니다.

• 아기는 몸과 강력하게 수축하는 자궁 사이에 물이 있을 때 아마 더 편안할 것입니다.

유도로 인한 고통스러운 수축이 여성이 진통제나 마취제를 수락하도록 하여 수축을 더 약화시키고 산모의 밀어내는 능력을 감소시킬 수 있습니다. 결과는 흔히 제왕절개입니다. 인공 양막 파열이 분만을 유도하는 데 실패하면, 산모에게 감염의 위험이 증가하고, 최종 결과는 제왕절개일 수 있습니다.

날짜만 기준으로 유도분만을 하는 것은 또한 아기의 건강에 위협이 됩니다. 피토신이나 인공 양막 파열을 하는 유도는 조산의 확률을 증가시켜, 산모로부디 떨어져 특수한 케어를 필요하게 하고, 감염, 호흡곤란, 심한 황달의 위험이 있습니다.

그러나 만약 진통이 오랜 시간 동안 진행되지 않고(12~24시간) 분명한 이유가 없어 보인다면, 태위나 산모의 안쪽 골반 모양 같은 신체적인 문제가 있을 수 있고 도움이 필요할 수 있겠다는 가능성을 생각해야 합니다.

ꙮ 진통을 느리게 하기 ꙮ

만약 진통이 매우 빨리 진행되고 있다면, 엎드린 자세나 무릎-가슴 자세는 수축을 느리게 하는 데 도움이 될 수 있습니다. 매우 느리고 깊은 호흡도 도움이 될 수 있습니다.

ᘒ 이상 태위 ᘒ

분만 전, 아기는 보통 머리가 골반에 진입한 상태인 anterior position 이라고 알려진 상태로 있습니다. 아기의 등이 산모의 복벽에 기대어있고, 사지가 앞에 접혀 산모의 척추를 보고 있습니다. 머리는 상당히 앞으로 굴곡되어 출생할 준비가 되어있습니다. 이 태향에서 산도를 통한 아기의 하강이 가장 쉽습니다. 그러나, 때로 아기가 누워있는 모습에 차이가 있습니다.

진통과 분만 시에 상체를 세운 자세를 사용하면, 진통 중 움직이면, 아기가 anterior position으로 움직일 가능성이 증가하고 산모의 움직임은 아기의 하강을 돕습니다.

ᘒ 후방경사 ᘒ

이 태향은 꽤 흔합니다. 이것은 태반의 위치가 원인일 수 있습니다. 아기들은 보통 태반을 자궁 내에서 바라보고 있기 때문에 태반이 자궁 앞 벽에 있으면, 아기가 후방경사에 있을 수 있습니다. 후방경사에서는 아기가 척추를 산모의 척수에 맞닿고 사지를 산모의 복벽을 향하게 있습니다. 일반적으로 아기는 진통 직전이나 진통 중 전방경사로 회전하는데, 때로는 아기가 출생할 때 계속 후방에 있기도 합니다. 상체를 세운 자세를 사용하면, 보통 심각한 문제를 일으키진 않습니다. 그러나, 아두로부터 산모의 영치뼈에 더 많은 압력이 가해져, 보통 고통스러운 허리 통증을 일으킵니다. 또한, 아두와 골반 사이가 잘 들어맞지 않아, 아두가 느리게 anterior

능동적인 출산

position으로 회전하여, 진통이 종종 더 느립니다.

후방경사을 다루는 가장 좋은 방법은 무릎 꿇고, 쿠션이나 빈백 의자를 앞으로 숙여 잡아, 아기의 체중을 여러분 허리에서 내려 통증을 완화시키는 것입니다. 이 자세에 있을 때, 아기의 가장 무거운 부분이—척추와 머리 뒤편—중력에 끌려 내려오고, 이것이 아기가 전방경사로 회전하도록 도와줍니다.

이 자세에서 엉덩이를 회전시키면 아이가 하강하는 것을 도울 것입니다. 일어서서 앞으로 숙이면서 엉덩이를 회전하는 것도 도움이 됩니다.

제2기에선, 스탠딩 스쿼트가 골반을 최대한 열고 중력의 도움을 받아 가장 좋습니다. 때로 무릎 꿇기가 산모가 자세를 바꿀 필요가 없고 아기가 나오면서 회전할 수 있어 분만에서 가장 편하고, 실용적일 수 있습니다.

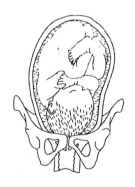 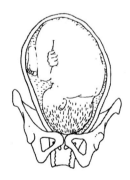

후방후두위(*A baby in posterior*)　　　전방후두위(*A baby in anterior position*)

ᨀ 둔위 ᨀ

아기가 둔위라면, 아두는 가장 높이 있고 엉덩이나 다리가 먼저 출현합니다. 이 태위에서 아기가 질식으로 태어나는 것도 꽤 가능성 있지만, 진통이 시작하기 전 둔위 아기가 돌도록 부드럽게 조장할 수 있는 방법들이 있습니다. 둔위 분만은 아기의 신체 중 가장 큰 부분인 머리가 가장 늦게 나온다는 점에서 문제가 될 수 있기 때문에, 이 방법들을 시도하는 것이 바람직합니다.

만약 탯줄이 머리 전에 출현해서 압박되면, 아기로의 혈액 공급에 영향이 있을 수 있습니다. 또한, 대기가 아기의 피부에 자극하여 머리가 나오기 전에 아기가 호흡하게 할 수 있습니다. 그러므로 조금이라도 지연되면 위험합니다.

산모가 진통 시에 능동적이고 상체를 세운 자세를 취하면 위험이 최소화되고, 제1기가 잘 지나가고 supported standing squat를 사용했다면, 대부분의 둔위 분만은 합병증이 없습니다. 둔위 분만에 upright squatting 자세를 사용하는 사람들은 둔위분만으로 인한 위험을 감소시키는 데 중력의 도움이 필수적이라고 여깁니다. 상체를 세운 자세에서 질식 둔위 분만을 경험한 산과의사를 찾는 것은 매우 힘듭니다. 실제로, 아기가 둔위일 때 보통 제왕절개를 실시합니다.

대부분의 둔위 아기는 출생 전 스스로 돕니다. 이것은 진통 직전에 일어날 수 있습니다. 야외에서 하루 한 시간 걷는 것은 아기가 돌아가도록 돕습니다. 아기 신체에서 머리가 가장 무거운 부위이기 때문에, 걷는 동작으로 인해 중력으로 아래로 내려오려는 경향이 있습니다.

만약 여러분의 아기가 35주에 둔위라면, 아기의 엉덩이가 골반에 진입하는 것을 막기 위해 스쿼트를 중단합니다. 의사나 조산사와 먼저 상의

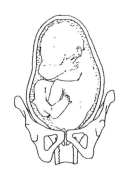

Breech presentation

후 다음의 운동을 해봅니다. (주의사항: 둔위 아기들 중 다수가 출생 6주 전 자연적으로 돌리기 때문에 출산 예정일 5주 전인 35주까지는 아무것도 하지 않습니다). 시작하기 전에 여러분이 아기가 어떻게 위치하는지 느끼도록 의사나 조산사로부터 도움을 받습니다. 함께, 머리, 팔다리, 척추, 태반의 정확한 위치를 찾아보도록 합니다. 둔위는 초음파 스캔으로 확진할 수 있습니다.

둔위 아기가 돌 수 있도록 도와주는 운동

✔주의사항 등으로 누울 때 어지럽다면, 이 운동을 하면 안 됩니다. 대신 무릎-가슴 자세에서 시간을 보냅니다.

1. 크고 단단한 쿠션 한두 개를 바닥에 놓고 엉덩이를 들고 쿠션 위에 등으로 눕고 머리를 바닥에 위치시켜, 골반이 머리보다 위에 있도록 합니다. 숨이 가쁘다면 베개를 머리 아래 놓을 수 있습니다. 이 자세에서 아기는 골반에서 약간 멀어져 움직이기 시작할 겁니다. 이완하고 호흡을 깊게 하세요.

2. 식물성 오일을 사용해 손으로 아기가 돌도록 부드럽게 도우면서 배를 마사지하세요. 조산사나 의사에게 미리 어느 방향이 아기가 돌기에 가장 쉬울지 물어보고, 그 방향으로만 마사지하세요. 부드럽지만 단단하고 지속적인 압력을 주세요.

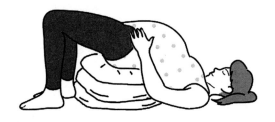

A position to encourage a breech baby to turn

이 운동을 한 번에 10분간, 하루 중 수회 합니다.

아기가 돌기까지 아마 최소 1, 2주 걸릴 수 있습니다. 만약 된다면, 여러분들이 변화를 느낄 수 있을 겁니다. 아기가 돌았다는 생각이 들자마자 검사를 할 수 있도록 의사나 조산사와 미리 준비합니다. 검사에서 머리가 아래로 내려왔다고 확인되면, 이 운동을 중단하고 아두가 진입할 수 있도록 스쿼트를 시작합니다.

만약 운동과 걷기로 안 된다면, 동종요법과 침술을 함께 사용할 수 있습니다. 이 모든 노력 후엔 아기는 보통 돌게 됩니다. 그러나 만약 여러분의 아기가 진통 시 둔위라면, 그리고 산과의사가 동의한다면, 수직 자세를 유지하고 스탠딩 스쿼트를 사용해 눌러 내립니다. 이것이 아이에게 최대한 많은 공간과 중력으로 최대한의 도움을 줄 것입니다.

만약 아기가 제2기에 도움이 필요하다면, 겸자가 보통 사용됩니다. 미셸 오당은 종종 지지받는 스탠딩 스쿼트가 아기가 골반을 통해 가장 빠르고 효율적으로 하강할 수 있게 하므로 겸자 없이 둔위분만하는 데 반드시 필요하다고 강조합니다. 오덴트는 둔위를 분만하는 이 방법이 겸자로 인해 손상의 위험이 항상 있는 겸자분만보다 안전하다고 믿습니다. 스탠딩 스쿼트를 쓰면 회음절개술이 거의 필요하지 않습니다. 때로 아두의 분만을 빠르게 하기 위해 아두가 출현하기 바로 직전에 회음절개술이 시행되기도 합니다(산모는 계속 서서, '회음절개술' 참고).

만약 제1기가 충분하게 진행하지 않는다면, 아기는 반드시 제왕절개로 태어나야 합니다. 그러나, 시험분만 전까진 보통 제왕절개를 할 필요는 없습니다. 실제로, 아기가 태어날 준비가 되고 폐를 통해 호흡을 쉽게 할 수 있다는 것을 확실하게 하기 위해 산모가 자연적으로 진통에 들어갈 때까지 기다리는 것이 더 좋습니다. 진통이 시작되고 나면, 산과의사는 진행되는 것을 보고 질식분만을 할지 제왕절개를 할지 결정할 수 있습니다.

❧ 횡위 ❧

만약 출산 예정일 4주 전 아기가 옆으로 누워있다면 둔위분만 아기에 하는 것을 똑같이 합니다. 제1기에 무릎 꿇고 엉덩이를 회전하면 아기가 올바른 태위에 올 수 있게 도울 수 있습니다. 만약 횡위 또는 둔위가 지속되면, 제왕절개가 필요하지만, 가장 마지막 순간에 아기가 머리를 아래로 돌 수도 있습니다. 시도 해볼 만하죠! 매일 한 시간씩 걷는 것이 아두를 하강시키는 데 도움이 될 수 있습니다.

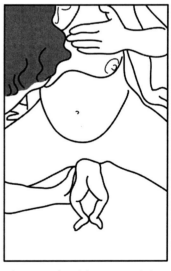

A supported upright squat maximizes the help of gravity when a baby is breech at birth.

♋ 신전된 목 ♋

매우 드문 경우에, 목이 굴곡되지 않고 신전되어 태아의 머리가 이상 각도를 이룹니다. 이것은 머리가 골반을 통과하는 것을 막습니다. 그러나 만약 진통 중 본능적으로 몸을 움직인다면, 머리가 올바른 위치로 이동하고 정상 분만이 뒤따를 수 있습니다. 만약 목이 계속 신전된다면, 흡입분만, 겸자분만, 또는 제왕절개술이 필요할 수 있습니다.

♋ 회음부 열상 ♋

진통 제2기에서 아두가 골반바닥으로 하강하여 출현하면서 회음부 조직이 연해지고 스트레칭 되어 열립니다. 산모가 스쿼트나 무릎 꿇기 자세에 있을 때, 골반은 최대로 열리게 됩니다. 골반바닥의 뒤쪽 또는 엉치뼈 부위는 뒤로 당겨지고 이완되어 질이 최대한으로 열릴 수 있게 합니다. 이 자세에서는 하강하는 머리로부터 오는 압력이 질에 고르게 가해져 산모가 세미 리클라이닝(semireclining)으로 있는 것보다 열상의 확률이 낮습니다(산모가 세미 리클라이닝을 하면, 압력이 곧장 회음부로 가는데 이 자세에서는 아까 자세만큼 효과적으로 스트레칭할 수 없습니다). 그러나 열상은 분만의 자연적인 위험입니다. 열상은 보통 큰 문제 없이 치유되고, 국소마취제로 봉합하여 고칠 수 있습니다(6장 참고).

୨ 열상 방지하기 ୨

- 임신 중에, 요가와 골반저 운동을 꾸준히 연습합니다.

- 임신 마지막 6주에 목욕 후 올리브오일을 사용하여 회음부와 질 부위 전체를 마사지합니다. 일부 조산사는 손가락을 사용해 회음부를 스트레칭시켜주는 것을 권장합니다. 이것은 많은 문화에서 전통적인 관습인데, 여러분의 회음부는 어쨌든 자연적으로 연해질 것입니다.

- 조명을 낮춘 방이나 여러분이 안전하고 사적이라고 느끼는 장소에서 보이고 있다는 느낌을 없애기 위해 최소한의 사람들과 분만을 하세요.

- 아기를 분만할 때 상체를 세운 스쿼트 자세나 무릎 꿇기 자세를 사용하세요.

- 제2기에 호흡을 서두르거나, 장시간 멈추거나, 너무 억지로 밀어내지 마세요. 장시간 동안 숨을 참는 것은 골반바닥을 긴장시키고 아기의 산소 공급에 영향을 미칠 수 있습니다. 여러분의 자궁이 가이드하도록 하세요. 여러분 자신에 맞춰 분만하세요. 과정을 서두르지 않는다면, 회음부가 늘어날 충분한 시간이 있습니다.

- 소독약으로 닦는 것은 단지 자연적인 윤활유를 닦아내서 흉터 생길 확률을 높이기 때문에 조산사나 간호사에게 하지 않도록 요청하세요.

- 자연적인 자세에서는 일반적으로 조산사나 의사가 회음부를 보호할 필요가 없습니다. 그러나, 조직이 매우 타이트하게 보이면, 참여자가 온습포를 붙이면 많은 도움이 됩니다. 작은 수건, 기저귀, 또는 행주를 사용할 수 있습니다. 여러분의 파트너나 참여자는 세면대에서 여러 개에 거의 끓는 물을 부어야 합니다. 만질 수 있을 정도가 되자마자, 하나를 물을 짜고 접어, 손목에 너무 뜨겁지 않고 따뜻한지 검사하고, 회음부에 놓습니다. 각 수축마다 새것을 사용합니다. 이것은 매우 마음을 진정시켜주고, 그 부위로 혈액을 가져오고 조직을 릴랙스하는 데 도움이 됩니다. 생리대와 뜨거운 물을 이용해 빠르고 간단한 온습포를 만들 수 있습니다. 참여자는 그냥 물을 짜내고 온습포를 붙입니다.

- 아두 출현할 때 자신의 손을 이용해 아두를 느끼고 조직을 연하게 만들거나 약간의

오일로 마사지해도 됩니다. 캘리포니아주 업랜드 시 소재 가족 분만 센터의 창립자인 마이클 로젠탈 박사에 따르면, 자신의 손을 사용해 아기가 나오는 것을 돕는 산모는 거의 열상이 일어나지 않는다고 했습니다.

• 여러분이 밀어내고 아기가 나오면서 자유롭게 자연스레 소리치도록 하세요—여러분의 목이 이완되면, 여러분의 회음부도 이완할 것입니다!

회음절개술

회음절개술은 질 입구를 확대하기 위해 회음부를 가위를 사용해 자르는 것입니다. 보통 절개 후 치유되면서 불편감은 좀 있지만 해당 부위에 국소마취제가 미리 주사되어 절개 시 통증이 없도록 합니다. 절개는 약 1/2에서 2㎝ 길고 피부와 회음부의 근육층까지, 정중선을 따라 내려오거나 각도를 주어서 하게 됩니다(자연적인 열상은 더 얕고 보통 근육층까지 가지 않습니다). 절개는 분만 후 봉합됩니다.

1987년 영국의 하우스(M. J. House) 박사는 "우리 산과의사는 회음절개술이 열상을 예방하고 미래에 자궁탈출증의 가능성을 감소시킨다고 가르칩니다. 그러나 이런 말을 하는 것에 대한 증거가 거의 없거나 아예 없습니다. 회음절개술이 열상을 예방한다는 증거가 없을 뿐만 아니라 반대되는 것에 대한 증거가 있습니다. 리포트의 저자는 일반적으로 회음절개술은 불필요하고, 자연적인 열상이 더 잘 치유되며 절개보다 더 적은 신체적, 정신적인 문제를 일으킨다는 것을 발견했습니다. 제가 일하면서 완전히 동일한 결론을 내렸어요.

많은 전문가들이 이제 회음절개술이 불필요하게 시행되고 있다는 것을 지금은 깨닫지만, 미국의 거의 모든 병원에서 관행적인 시술이 되었습니다. 가장 흔한 산과적 조치로, 회음절개술은 필요가 없을 뿐만 아니라 산모의 동의 없이 진행됩니다.

여성이 진통 시 능동적이면서, 제2기에 상체를 세운 자세를 사용했다면, 그리고 산모가 서두르지 않고 억지로 밀어내기보다 자신의 본능을 따라가도록 한다면 회음절개술은 거의 필요 없습니다. 회음부가 타이트하면, 온습포가 혈액을 조직으로 더 가져와 조직이 더 쉽게 스트레칭되어 회음절개술을 피할 수 있게 됩니다. 드문 상황에서만, 회음부가 특히 타이트하거나, 회음절개술이 분만을 빠르게 하여 아기의 생명을 살릴 수 있는 때 이 조치가 필요한 상황입니다. 분만이 능동적이면 회음절개술은 응급 시술로써 하게 됩니다.

회음절개술이 필요하다면, 엎드린(all-four) 자세가 가장 좋을 수 있습니다. 이 자세로 내부 혈관에 압박이 없기 때문에 산소 공급을 더 잘 받을 수 있습니다. 산모는 더 편안합니다. 회음부 조직은 참여자가 가장 접근하기 쉽고, 이완됩니다. 그리고 아기의 머리가 나올 때 회음부로 압박이 덜 하기 때문에 열상의 가능성이 더 적습니다. 또한, 만약 태아곤란증이면, 이 자세에서 아래골반문이 더 크게 열려 분만을 빠르게 할 수 있습니다.

회음절개술을 받으면, 분만 후 바로 봉합하여 혈액 손실과 감염을 방지하고 회복을 촉진합니다. 국소마취제는 필수입니다.

회음절개술의 여파는 매우 고통스럽고 짧지만 실제 시술이 여러분 인생의 가장 친밀하고 깊은 개인 경험을 방해할 수 있기 때문에, 미리 이 주제에 대해 참여자와 상의하고 서면으로 여러분의 희망사항을 적어둘 가치가 충분히 있습니다.

⚬ 경막외마취 ⚬

진통 중에 움직임과 상체를 세운 자세는 자연적으로 출산할 수 있는 확률을 높입니다. 그러나 만약 경막외마취가 필요하게 되면, 여러분은 마취와 함께 중력-효과적인 자세를 사용해 도움을 받을 수 있습니다.

여러분이 경막외마취를 받으면, 제1기에 반쯤 누운 자세보다는 옆으로 눕는 것이 더 좋고 방향을 간간이 바꿔야 합니다. 상체를 세운 자세로 앉아 약간 몸을 앞으로 숙이거나 침대 모서리에 앉아 남편의 도움을 받아 앞으로 숙일 수 있습니다. 경막외마취는 종종 자궁수축력의 소실을 일으켜 수축이 덜 효과적으로 되므로 자세를 바꾸는 것은 매우 유익합니다. 움직임이 좋은 방법입니다. 누운 자세는 자궁으로 혈액 흐름을 감소시키므로, 옆으로 눕는 것은 태아곤란증을 방지하는 데 도움이 됩니다.

분만에서는 옆으로 눕는 것이 똑바로 눕는 것보다 좋습니다. 만약 경막외마취 약효가 떨어졌으면, 지지 스쿼트나 무릎 꿇기 자세를 할 수 있을 것입니다.

런던의 가든 병원에서는, 경막외마취를 받는 대부분의 여성이 지지 스쿼트를 하여 분만을 합니다. 한 경우에는, 아기의 심박이 떨어지고 있었는데, 산모가 상체를 세우는 자세가 되자마자 정상으로 돌아왔고, 산모는 더 이상의 의료적 조치를 하지 않고 분만을 했습니다. 이 경우에는 스쿼트를 했기 때문에 겸자분만을 하지 않을 수 있었다고 조산사는 말했습니다.

마취 후 스쿼트하면서 분만을 하고 싶으면, 저용량의 경막외마취를(필요시 언제든지 '가득 채울 수' 있는) 하여 제1기의 끝에 효과가 떨어지는 것이 가장 좋습니다. 완전개대가 되면, 참여자들은 여러분을 침대에서 나와 바닥으로 가서 스탠딩 스쿼트를 도와줍니다. 이것은 아기가 내려오는 것을 쉽게 하고 자연적인 질식분만의 가능성을 상당히 높입니다.

강한 진통에서 풀을 사용하는 것은 경막외마취를 피할 수 있는 가장 좋은 방법 중 하나입니다(8장 참고).

⟢ 겸자 또는 흡입분만 ⟣

이것들은 응급 시 여러분의 아기를 꺼내는 데 사용되는 도구들입니다. 겸자는 샐러드 집게처럼 생긴 금속입니다. 산과의사가 그것을 질을 통해 아두 한쪽에 넣어, 부드럽게 머리의 회전과 분만을 돕기 위해 견인력을 적용합니다. 흡입분만기는 석션을 아기의 두피에 붙여 아기가 여러분의 몸에서 나오는 것을 돕습니다. 겸자나 흡입분만은 종종 경막외마취처럼 자궁의 힘을 약화시키는 진통제 투여 후 뒤따르는 경우가 있습니다. 때로는 이상 태위, 혈압의 갑작스러운 상승, 또는 태아곤란증에서 겸자나 흡입분만을 필요하게 하는 경우가 있습니다. 둘 중 어느 것이 아기에게 더 나쁜지는 확실하지 않습니다. 흡입분만은 겸자분만이 보통 진통제나 회음절개술이 필요한 데 반해 보통 필요하지 않으므로 산모에게 더 좋을 수 있습니다.

능동 분만을 하면, 약물이 필요할 가능성이 더 낮습니다. 추가적으로, 서기, 스쿼트하기, 무릎 꿇기 자세는 겸자분만이나 흡입분만의 필요성을 매우 낮춥니다. 종종 능동 분만 후, 조산사는 산모가 누워있었다면 겸자분만의 도움이 필요했을 거라고 코멘트 하였습니다.

둘 다 일반적으로 사용되진 않지만, 스쿼트나 엎드린(all-four) 자세가 이런 시술에 일반적인 누워있는 자세보다 훨씬 더 좋습니다. 상체를 세운 자세는 다음과 같은 장점이 있습니다.

- 혈관 압박이 없어 더 많은 산소가 아기에게 갑니다.
- 아래골반문이 더 열립니다.
- 중력의 도움을 더 받습니다.
- 회음부가 최대한 이완됩니다.
- 수축이 더 효율적입니다.
- 산모가 더 편안합니다.
- 의사가 접근하기 더 쉽습니다.

ꙮ 능동 분만과 약물 ꙮ

진통이나 임신 중 복용하는 모든 약물은 태반을 통과해 아기의 혈류로 들어가게 됩니다. 이런 모든 약물은 부작용이 있습니다. 약물을 사용하지 않는 분만에 반대하는 사람들은 자연스러운 방법이 첨단 기술을 사용하는 것보다 안전하다고 증명할 것을 요구합니다. 산과에서 사용하는 거의 모든 약물들은 조절 가능하고 과학적으로 평가되지 않았고 아기에 대한 출생 시 그리고 오랜 관찰을 통해 안전한지 알려지지 않았습니다. 의심의 여지없이 약물이 분만을 더 안전하고 즐겁게 만들어줄 수 있는 상황도 있습니다. 그러나 확실하게 진행된 연구결과를 보면 많은 약물이 산모와 아기와 출산 후 유대감 형성에 악영향을 미친다는 것을 보여주었습니다. 그러므로 약물들은 정상적 분만의 관행적인 조치가 아닌 예비 치료로 사용되어야 합니다.

능동 분만에서는 다음과 같은 장점이 있습니다.

- 약물의 필요성이 더 적습니다.
- 불편함과 통증이 더 적습니다.
- 자궁 기능이 더 좋아 인공적인 자극제는 보통 필요하지 않습니다.
- 진통이 더 짧습니다.
- 아기로 산소 공급이 향상됩니다.
- 겸자분만이나 흡입분만의 필요가 더 적습니다.
- 전체 과정을 조절하는 호르몬 분비가 방해받지 않습니다.

이런 결과에 관해 많은 연구가 있어도, 진통하는 여성 대부분은 아직 침대에 한정되어, 약물을 투여받고, 태아 모니터에 연결됩니다. 평균보다 임신이 길어지거나 진통이 약하다고 느낄 때 아직 분만을 인공적으로 유도하거나 촉진시킵니다. 이 진통의 '능동적 관리'는 보통 산모와 아기에게 안전상의 명목으로 아주 선의로 시행됩니다. 그러나, 약물, 계속적인 전자 모니터링, 그리고 진통 관리를 위한 관행적인 사용은 의료가 개입하는 분만의 숫자를 증가시킵니다. 대부분의 합병증이 없는 분만은 약물을 관행적으로 사용하는 것을 정당화할 충분한 근거가 없습니다.

여성을 진통 시에 침대에 제한하는 것은 진통제와 촉진제의 필요성을 증가시킵니다. 제가 능동 분만에 참여했던 여성들 거의 대부분이 똑바로 누웠을 때 수축이 너무 고통스러웠다고 후에 알려주었습니다.

진통제 없이 똑바로 누워 진통을 이겨낼 수 있는 여성은 거의 없습니다. 진통 중인 여성에게서 편안한 자세를 찾으려는 자신의 본능을 억제하면 약물을 필요로 하게 됩니다. 진통 중 자연적인 상체를 세우는 자세와 물속에 몸을 담그는 것은 약물을 거의 필요치 않게 합니다.

"극한의 통증이 있었던 시간은 제가 골반내진을 하려 똑바로 누웠을 때가 유일했어요. 제가 누웠다면 약물 없이 하지 못했을 거예요. 초기 단계에서 제가 그렇게 했어야 했을 때처럼 참을 수가 없었죠."

৵ 약물의 단점 ৵

약물 사용을 고려할 때 잘 알고 선택을 하는 것이 중요합니다. 약물의 적용은 분만에 관한 문헌에 매우 잘 설명되어 있지만, 종종 많이 알려진 단점 중 일부는 나와 있지 않습니다. 다음은 흔한 약물과 그 부작용의 예를 보여줍니다.

🔖 신경안정제

이 약물 중 흔한 것은 비스타릴(Vistaril)과 아타락스(Atarax)입니다. 신경안정제는 어지럼, 혼돈, 그리고 혈압과 심박수의 변화를 일으킬 수 있습니다. 빠르게 통과하여 아기에게로 가고, 태아 심박 패턴에 변화를 일으킬 수 있습니다. 출생 후, 이런 약물이 혈액에 있는 아기는 호흡 또는 젖 빨기 문제, 황달, 근육톤 감소, 주의력 결핍이 생길 수 있습니다.

🐚 마약성 진통제

이 약물 중 가장 흔한 약물은 데메롤이고, 통증을 감소시키고 졸음을 유발하여 통증과 긴장이 자궁경부의 열림을 늦추고 있었다면 때로 효과적일 수 있습니다(1/2 투여량이 효과적일 수 있습니다).

- 마약성 진통제는 아기의 호흡 반응을 억제합니다. 마약성 진통제를 많이 받은 아기는 호흡을 하는데 문제가 있어 산소결핍이 생길 수 있습니다(특히 만약 탯줄이 분만 후 바로 잘렸으면). 마약성 진통제의 영향을 대응하기 위해 항우울제를 처방할 수 있습니다. 아기는 소생시켜야 될 수도 있습니다(산소를 주고 호흡하는 것을 돕는다).
- 아기의 젖을 빠는 반사를 방해하여 수유 시에 문제를 일으켜 수 주 동안 지속되거나 실패하기도 합니다.
- 많은 양을 투여하지 않으면 진통에 큰 효과를 보기 힘들고, 많은 양은 산모를 졸리게 하고 견디기 힘들게 합니다(특히 구역억제제와 함께 투여하면, 보통 흔한 경우).
- 진통 중 너무 늦게 주어지면(7㎝ 개대 이후), 마약성 진통제가 산모가 밀어내기를 하기 위해 자신에게 적절하게 집중할 수 없게 되고, 출생 후에는 아기가 모체의 도움을 받아 해독할 수 없기 때문에 수일간 아기의 시스템에 남아 계속 영향을 주게 됩니다.
- 산모와 아기 모두 졸리게 하므로 첫 접촉에 방해가 될 수 있습니다.

어떤 불편함이든, 선택할 수 있는 여러 동종요법 치료가 있을 수 있습니다. 동종요법 치료사는 자세한 문진으로 알아낸 개인의 특성을 바탕으로 치료 선택을 합니다. 그러나 많은 불편함에 특정 치료는 대부분의 사람들에게 효과가 있을 것입니다. 저효능(Low-potency) 동종요법 치료는 건강식품 가게와 통신판매로 구하기 쉽고 많은 여성들이 유용하다고 합니다. 잘못 선택되어도 무해하고, 여러분이 선택하는 다른 모든 약제와도 문제가 없습니다. 여러분은 진통을 위해 다음의 약제들을 구비해놓습니다.

• Arnica 30x. 통증에 사용.
• Aconite 30x. 불안과 공포에 사용.
• Kali Phos 30x. 탈진에 사용.
• Caullophyllum 30x. 약하고 비효과적인 수축에 사용(임신 중 복용하지 마세요).
• Bach Rescue Remedy. 식수 한 컵에 점적기 한 개 전체를 넣어 진통 내내 이 꽃의 진액 조합을 사용할 수 있습니다. 이행기에 자신을 진정하기 위해서는 약간의 물에 10방울 넣거나 최대 강도는 점적기 한 개 양을 넣습니다.

여러분의 몸은 진통 시 동종요법 치료를 매우 빠르게 사용하므로, 30분마다 일 회분을 사용해도 됩니다. 한 개 이상의 치료를 사용하고자 한다면, 10분의 간격을 두세요.

케인 약물

케인으로 끝나는 이름을 가진 약물입니다. 예를 들어, 리도케인과 마케인이 있습니다.

• 이 약물은 경막외마취나 다른 덜 흔한 부위 '차단'에(척수차단과 안장차단) 사용되어, 대

부분의 경우 허리 아래로 의식소실 없이 진통 효과를 줍니다. 이것은 특히 약물을 투여할 필요 없는 제왕절개에서 유용해서 진통에서 진통제로 사용될 때 아기에 대한 영향이 덜합니다. 제왕절개의 경우, 산모가 분만 중과 바로 후에 의식이 있기 때문에 산모와 아이 간 유대감 형성을 가능하게 합니다.

- 부위 차단은 자궁과 방광 근육 수축력을 감소시킵니다. 이때 요도로 카테터를 삽입하여 방광을 비웁니다. 자궁 수축력이 감소하기 때문에 촉진제나 겸자 또는 흡입분만의 필요성이 증가합니다(제1기 끝에서 마취제가 차츰 감소하며 제2기에 상체를 세운 자세를 사용하면 수동적인 출산의 가능성을 감소시킵니다).
- 산모는 분만의 통증뿐만이 아닌 즐거운 감정도 잃기 때문에, 자연적으로 아기를 밀어내지 못한 것에 대해 애석해할 수도 있습니다.
- 부위 마취는 항상 제대로 작용하는 것만은 아닙니다. 때로 한쪽만 '작용'하기도 합니다. 또한, 마취과의사가 약물을 주입하는 것에 어려움이 있을 수 있어서 강한 수축이 일어나는 가운데 오래 움직이지 않아야 할 수 있습니다.
- 두통과 같은 후유증이 출산 후 1주까지 지속될 수 있습니다.
- 매우 드물지만, 부위 마취가 잘못 투여되면 마비를 일으킬 수 있습니다.
- 마취제는 혈압을 낮춰 아기에게로 산소가 공급되는 것을 감소시키게 됩니다. 부위 마취에선 누운 자세를 오랫동안 취해야 하므로 산소 공급이 줄어들 수 있습니다. 만약 산모의 혈압이 너무 낮아지면, 현기증을 느끼고 어지러울 수 있습니다.
- 경막외마취 후 아기의 상태는 마약성 진통제보다 훨씬 더 좋지만, 경막외마취제는 아기가 예민하고 초조해하거나 약물이 체내에서 없어질 때까지 아기가 정상보다 반응이 떨어지는 원인이 될 수 있습니다.
- 마취제는 수 분 내에 아기의 혈류와 뇌세포에 들어가고 두뇌와 신경계 발달에 영향을 미칠 수 있습니다(1장 참고).

합병증이나 생명에 위협이 있을 때 의료적 조치나 약물들을 사용할 수 있습니다. 종종 약물을 능동 분만과 결합하면 산모와 아기에게 이득이 될 수 있습니다. 그러나 관행적으로 사용한다면 산과적 약물은 신체적 그리고 심리적으로 나쁜 영향이 있을 수 있습니다.

❧ 사산 ❧

사산의 경우, 능동 분만은 많은 장점이 있습니다. 약물 사용 없이 자연적으로 분만하면 산모는 무언가를 얻을 수 있고 출산 시 이를 사용할 수 있습니다. 또한, 무릎 꿇기 자세에서 분만하면, 의료진은 아기를 보고 잡을 수 있도록 준비할 시간이 있습니다. 산모는 더 빨리 회복하고 신체적으로 컨디션이 좋아져 그런 경험 후 피할 수 없는 감정적인 고통을 더 잘 견딜 수 있도록 도와줍니다. 또한, 아기의 아빠가 함께한다면, 분만과 애도를 공유함으로 얻는 것이 있을 것입니다.

"제 두 번의 임신을 돌아보면, 저의 압도적인 느낌은 평온한 웰빙입니다. 두 경우 모두 3개월 때 꾸준히 운동하기 시작했고 제 몸의 잠재력을 발견해가면서 만족감이 커져갔습니다. 저의 첫 임신은 슬프게도 사산으로 끝났지만, 경험에서 얻었던 모든 긍정적인 요소들을 사용하도록 격려받으면서, 저는 가능한 한 가장 좋고, 자연스러운 분만을 하려 했고 이루어 냈습니다. 이것이 분명 제가 상실의 고통을 받아들이고 살아가는 데 큰 도움이 되었을 거라 느낍니다. 이 첫 임신이 좋은 경험이 되어서 두 번째 아기를 분만하면서 얼마나 기뻤는지 몰라요."

능동적인 출산

만약 이 책의 가르침을 실행하려는 여성이 이 책을 당신에게 주었다면, 그렇게 하도록 산모를 도우며 즐겼으면 좋겠습니다. 능동 분만은 병원에서 낳는 것을 선호해서 또는 의학적 이유로 병원에서 분만하기로 결정한 가족들에게 좀 더 집 같은 분위기를 만드는 데 도움이 될 것입니다. 몇 개의 간단한 변화를 통해 집의 심리적인 장점과 병원의 안전성을 결합시키는 것이 가능합니다. 가장 중요한 것은 여성을 향한 올바른 태도입니다.

"건강한 몸의 정상적 기능에 대한 제 의사의 타고난 신뢰로 제 임신과 분만에서 편안하고 확신할 수 있었어요."

"조산사와 그녀의 학생은 친절하였고 '하고 싶은 대로 하세요'라고 말했어요. 마이클이 태어났을 때부터 알고 있던 분만실을 책임지는 수간호사도 그렇게 말했습니다. 그녀는 우리를 기억하고 환영해주었으며 제가 제 쿠션을 사용하고자 한다면 바닥에 담요를 깔아주겠다고 했어요."

진통 중인 여성이 환자라고 생각하지 않는 게 필수적입니다. 의료진은 자신들은 산모의 손님이고, 산모의 성적, 사회적, 감정적으로 삶에 매우 특별한 사건인 분만을 돕기 위해 그 자리에 있는 것이라고 생각해야 합니다. 산모와 아기의 진행을 조심히 관찰하는 동안, 분만의 자연적인 프로세스를 방해하지 않도록 해야 합니다. 안전을 보장하는 데 필요한 정도로만 개입은 최소화합니다. 이것은 산모와 의료진 모두 그들의 본능과 직관에 더 의존해야 한다는 뜻입니다. 집이든 병원이든, 분만을 자연적이고 본능적으로 여기고 개입을 최소화했을 때, 안전 수치가 훨씬 더 좋았다는 연구 결과가 있습니다(예를 들어, 네덜란드와 프랑스의 피티비에). 능동 분만을 통해 산모는 본능적인 힘을 발휘하고 의료진은 더 자연적이고 유연하게 됩니다.

분만실
다음은 여성이 진통과 분만을 하는 방에 대해 도움이 될만한 것들입니다.

- 방을 어둡게 할 수 있는 커튼
- 불의 밝기를 조절할 수 있는 조명

- 빈백의자나 큰 베개를 쌓은 것과 멋지고 다채로운 색의 커버
- 스쿼트 자세에서 지지할 편안한 스툴(어쩌면 나무 분만스툴)
- 편안한 안락의자
- 편안한 음악
- 휴대용 심장 모니터[청진기 또는 전자확성기(Doptone)]
- 온수병
- 산모가 분만 시 일어서거나 스쿼트 할 수 있는 세탁 가능한 미끄럼 방지 요가 매트

물은 진통 중인 여성에게 매우 도움이 되기 때문에 병원 분만실은 욕조나 샤워기를 포함하거나, 최소한 가까운 곳에 있어 자유롭게 사용할 수 있어야 합니다. 작은 풀이나 2배 크기의 욕조는(보통보다 더 깊은) 굉장한 도움이 됩니다.

만약 분만실에 침대가 있다면, 너무 높거나 좁지 않아야 합니다. 낮은 침대 받침과 단단한 매트리스가 가장 편안합니다. 방의 가구들이 방 안에서 사람들에게 특정 행동을 암시한다는 것을 기억하세요. 만약 산모가 방에 들어가서 가장 처음에 보는 것이 분만 침대라면, 바로 그 위에 올라가야 할 것 같은 느낌이 들고, 이미 자신의 힘을 빼앗긴 '환자'가 됩니다.

산모 도움주기

조산사는 매우 사회적인 직종입니다. 가족이나 가족이 되려는 커플과 일하죠. 진통 중인 여성에게는 의료진은 굉장히 중요합니다. 만약 산모가 의료진을 친구처럼, 완전히 믿을 수 있는 사람으로 느낀다면 이완을 잘해서 진통이 더 잘 진행될 것이고, 분만이 모든 이에게 매우 좋은 경험이 될 것입니다.

산모들에게 자신의 본능을 따르라고 하는 것은—여러분이 산모를 믿는다는 것을 보여주면—산모가 안전할 뿐만 아니라 만족감을 주는 방법으로 분만을 하도록 도울 수 있습니다. 자연적인 분만 과정에 관한 여러분의 믿음이 산모에게 자신감을 줍니다(특히 상황이 어려워질 때에).

만약 분만이 매일 있는 바쁜 병원에서 일한다면, 여러분은 이번 분만이 해당 가족에게는 일생에 한 번에서 두 번 정도만 있다는 것을 여러분 자신에게 다시 상기시켜야 합니다. 산모는 자신이 이 출산의 중심이고 이날은 그녀를 위한 날이라는 것을 느껴야 합니다. 산모의 프라이버시와 산모가 경험하는 모든 것들이 매우 중요하고 존중받아야 합니다.

> "저는 분만 병동으로 바로 옮겨졌고 큰 쿠션을 받아 제 것이 더러워지는
> 것을 막을 수 있었어요. 한 명의 조산사만 있었고, 그녀는 제가 원하는 대로
> 하게 했고, 스쿼트를 도왔고, 호흡에 대한 조언을 하고 저를 마사지했죠."

만약 산모가 진통과 분만에서 자신의 몸을 자유롭게 사용하고, 원한다면 바닥에서 분만을 하도록 격려하면 산모가 집에 있는 것처럼 느낄 것입니다. 깨끗한 시트, 단단한 매트리스 또는 미끄럼 방지 요가 매트를 바닥에 위치시킵니다. 분만이 임박해서는 일반적인 살균된 종이 패드나 흡수력 있는 수건을 산모 다리 사이에 놓습니다.

강한 진통이나 이행기에는 산모의 프라이버시가 필요합니다. 특히 제2기가 시작되면 방해가 되는 것을 최소화합니다. 자궁경부의 열림을 확인하기 위한 내진은 보통 불필요합니다. 제2기에 여성들은 지시가 거의 필요하지 않고 원할 때 밀어내도록 격려를 해야 합니다. 머리가 실제 출현하기 전까지 분만 자세를 취할 필요는 없습니다.

진통 시에는 산모에게 방해를 최소화하고 가장 편안하게 느끼는 자세에서 내진과 태아 심박 검사를 합니다. 자궁경부는 여성의 몸에서 가장 민감하고 취약한 부위라는 것을 기억하는 것이 중요합니다.

일부 여성에게는 가까운 여자 친구나 친척을 데리고 올 수 있다면 큰 편안함을 줍니다. 감정적 지지가 배가 되고, 또한 직원에게도 도움이 됩니다.

만약 여성이 다른 애들이 있다면 분만 직후에(1시간 이내) 태어난 아기를 보고 산모와 재결합하도록 들여보내는 것을 권장합니다. 분만 직후에 여러분은 산모가 아기를 안은 상태로 필수적인 검사를 하면서 새 관계를 잘 시작하도록 도울 수 있습니다. 그리고 나서 최소한 30분 동안은 조산사가 주위에 있으면서 가족만 함께 있도록 시간을 주고, 산모에게 마실 것을 가져다줍니다. 아기는 옷을 입히지 않지만 부드러운 시트로 따뜻하게 피부를 맞대고 접촉이 가능하게 해야 합니다. 이 30분 후에 모든 것이 괜찮다면 아기에게 더 자세한 검사를 하고 열상을 봉합할 수 있습니다.

분만과 같은 중대한 의식 후 분리되면 커플에게 정신적 트라우마를 일으킬 수 있습니다. 첫날밤 또는 첫 며칠간 아빠가 산모와 함께 있도록 하는 것은 큰 심리적 장점을 제공합니다.

> "모든 사람들이 가고 저는 목욕 후 깔끔한 채로 깨끗한 시트 사이에 한쪽
> 엔 남편이 잠들어있고 제 품 속에 아기가 있는 채로 누웠고, 저는 최고의 평
> 온함과 올바름을 느꼈습니다."

이 책에 있는 산모를 위한 추천 운동은 스쿼트하는 산모를 돕기 위한 것으로 편하게 무릎 꿇고 쭈그리고 앉는 자세입니다. 능동 분만에선 바지를 입는 것이 도움 됩니다. 일부 조산사는 이런 목적으로는 '수술복'이 이상적이라고 생각합니다. 몸을 숙이거나 스쿼트할 때 허리를 주의하세요. 무릎을 굽히거나 매우 낮은 스툴을 사용하세요. 여러분 병원의 물리치료사가 스트레스 없는 적합한 자세를 찾는 데 도움을 줄 수 있을 것입니다.

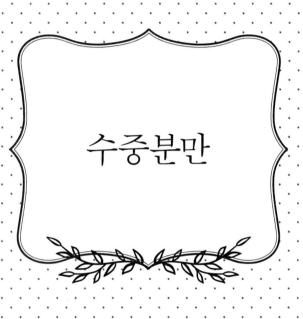

8장

수중분만

지금까지 우리는 중력이 분만 과정에 미치는 영향에 대해 이야기했습니다. 완전히 눕거나 반쯤 누워있는 자세에서 중력에 반하여 생기는 단점들을 보았고 어떻게 중력과 자신의 본능이 조화하도록 자세를 잡을 것인지 생각해 보았습니다. 진통 시 따뜻한 욕조에 들어가면, 물의 부력이 중력의 영향을 감소시켜 거의 무중력상태에서 여러분은 자유롭게 떠 있고 자세를 바꿀 수 있습니다. 많은 여성들이 진통 시 물에 매료되고, 따뜻한 욕조에 몸을 담그면 이완되고 몸속에서 작용하고 있는 불수의적인 힘을 받아들이고, 강한 수축의 통증과 불편감을 완화하는 데 도움이 되는 것을 발견했습니다. 일부 여성들은 제2기 중에도 물에 남기를 원했고, 물속에서 분만하는 것을 선택했습니다. 진통과 분만 중 따뜻한 물을 이용하는 것의 가치는 갈수록 더 인정받고 있습니다. 저는 수중분만이 앞으로 수십 년간 대중적인 옵션이 되어 더 많은 여성들이 출산 환경에서 욕조를 사용할 수 있게 되길 바랍니다.

ᵔ 수중분만의 역사 ᵔ

물은 우리의 기본 성분입니다. 자궁에서 첫 9개월간 태아는 양수 속의 수중환경에서 발달하게 됩니다. 미니 바다처럼, 자궁의 물은 자라나는 아기에게 이상적인 환경을 제공하여 충격이나 부상에서 아기를 보호합니다. 물속에서 목욕하는 것은 긴장을 푸는 방법으로 어린이와 성인의 일생 동안 중요한 역할을 합니다. 물은 수치료에서 치료적 목적으로, 또한 전 세계에서 종교적 의식인 정화나 신성화의 의미로 사용됩니다.

지난 몇십 년간 임신, 진통, 그리고 유아기 중 물의 사용에 대한 관심이 늘어나고 있습니다. 요가와 함께, 수영은 임신 중의 이상적인 운동입니다. 중력에서 자유롭기 때문에, 산모는 심혈관을 강화시키면서 움직임이 더 쉬울 뿐만 아니라 가볍다는 그리고 안도되는 기분도 누릴 수 있습니다. 조산사는 따뜻한 목욕이 산모를 이완시키고 진통의 진행을 빠르게 할 수 있다는 것을 알고 있습니다.

진통 중인 여성의 몸이 완전히 들어갈 수 있을 정도로 깊은 풀에 들어가는 발상과 수중에서 실제로 분만을 하는 것은 1960년대에 구소련 연구자 이고르 차르고프스키(Igor Tjarkovsky)에 의해 처음으로 연구되었습니다(비록 다른 러시아 연구자 여러 명의 연구가 선행하였지만). 같은 기간에 프랑스 산과의사 프레데릭 르보이어(Frederick Leboyer)는 신생아가 자궁 밖에서의 삶에 점진적으로 적응할 수 있도록 태어나자마자 바로 따뜻한 물에서 목욕시키는 발상을 내놓았습니다.

수중분만의 또 다른 선구자는 미셸 오당(Michel Odent)으로 그는 진통 중 통증을 완화시키는 방법으로 따뜻한 물을 사용하는 것을 처음 생각하였습니다. 그는 1977년 프랑스 피티비에 종합병원의 '원시적인' 분만실에 간단한 공기 주입식 풀을 설치했고 1983년까지 수천 명의 여성이 진통 중

풀을 사용했고 그들 중 약 100명이 수중분만을 하였습니다.

미셸 오당은 그의 시각에서는 반드시 수중분만을 하는 것이 목표는 아니라고 강조했습니다. 대신, 따뜻한 물은 진통을 용이하게 하는 도구입니다. 그의 경험에서 제2기엔 나가는 것을 선호했습니다. (가든 병원에서는 풀을 진통에서 사용했던 여성 중 놀랍게도 30에서 50%가 물에 남아 분만까지 하였습니다. 저는 조산사가 자신감을 얻으면서 수중분만의 수가 증가하는 것을 발견했습니다. 그러나 저는 수중분만이 목표가 돼선 안 된다는 미셸 오당의 의견에 동의합니다) 풀의 주된 사용 목적은 산모들이 약물 없이 진통을 끝낼 수 있도록 통증을 감소시키고 이완을 강화하는 것입니다.

미셸 오당은 길고 고통스러운 진통을 하고 있던 여성들과 5㎝ 개대 이후로 진행이 힘들던 여성들에서 풀이 특히 유용하다는 것을 발견했습니다. 여성이 풀에 들어가고 조산사는 조명을 낮추고, 보통 따뜻한 물이 2시간 이내로 산모가 완전 개대에 도달하도록 도와주었습니다.

미셸 오당은 산모가 물속에서 분만을 할 때, 풀에 있는 것이 산모와 아기의 첫 번째 접촉을 더 향상시키는 것으로 생각했습니다. 산모는 더 수월하게 자신의 감정들을 표현하는 듯했고, 아기는 더 이완되어 안기가 더 수월했습니다. 미셸 오당은 진통이나 분만을 물에서 하는 것에 대한 특별한 위험요인을 발견하지 못했습니다. 미셸 오당은 "일반적인 병원도 분만실이나 수술실 가까이 풀이 있어야 한다고 생각했습니다. 따뜻한 물에 몸을 담그는 것은 분만에서 약물 사용과 의료적 조치를 낮출 수 있는 효율적이고, 쉽고, 경제적인 방법입니다"라고 말했습니다.

1980년대 초반 이후로 풀 사용은 퍼졌고 특히 영국, 북미, 벨기에, 스칸디나비아, 오스트레일리아, 뉴질랜드의 많은 그룹이, 비슷하게 긍정적인 결과를 보고하였습니다. 영국에서 1992년 1월까지 30주에서 풀을 설치했고 100개 이상의 이동식 풀이 끊임없이 사용되었습니다. 많은 미국 병원

또한 분만실에 풀을 설치하고 있습니다. 수중분만은 아이들의 출생 시 트라우마를 완화하고 자궁의 보호받는 물의 환경에서 육지에서 중력의 힘을 받기까지 온화한 과도기가 될 수 있는 방법으로 많은 부모들이 매력을 느낍니다. 수중분만에 대한 연구가 아직 진행되고 있으나 현재까지 증거는 풀은 여성이 분만을 능동적으로 할 수 있게 해주는 강력하고 무해한 도구—약물이나 의료적 조치를 줄이는 도구—라는 것을 확인해줍니다. 풀을 사용했던 여성들은 수중에서 즐겼던 안정감에 대해 매우 열광적이었어요. 출산에 관계된 사람들 또한 풀 사용의 결과에 인상 깊었고, 풀 사용이 그들의 일을 더 수월하고 즐길 수 있게 합니다.

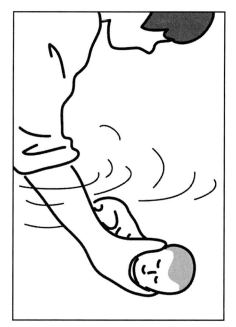

Michel Odent lifts a baby born in water in the birth pool at Pithiviers.

◦ 수중분만 고려하기 ◦

여러분 아기의 출산에 물을 사용할 가능성을 고려할 때 너무 많은 예상이나 융통성 없는 기대는 피하도록 합니다. 미리 무슨 일이 일어날지 아는 것은 불가능합니다. 여러분은 물에 전혀 마음이 끌리지 않을 수도 있고, 또는 예상하지 못했던 합병증이 생겨 풀을 사용하지 못하게 될 수 있습니다. 분만이 너무 빨리 일어나 풀이 필요 없을 수도 있습니다. 또는 진통에서만 풀을 쓰기로 했으나 결국 수중분만까지 하게 될 수 있습니다. 수중분만을 계획했던 일부 산모들은 결국 사용하지 않았고 분만 이후 여러 날 동안 풀에서 즐거운 시간을 보내기도 했습니다.

◦ 현실성 ◦

진통과 분만에 사용되는 풀은 다양한 자세가 가능하고 다른 사람도 물에 들어갈 수 있도록 충분히 크고 깊어야 합니다. 산모가 앉았을 때 가슴 바로 위까지 물에 잠길 정도의 깊이가 가장 좋습니다. 여러 종류의 풀이 현재 대여나 판매되고 있고 일부는 휴대용으로 나와 집이나 병원에 임시로 설치할 수 있습니다. 풀이 효율적인 펌프, 가열기, 온도 조절장치를 갖추고 있는 것이 중요합니다. 물 온도계와 대형 플라스틱 거르개는 중요한 추가사항입니다. 풀의 모서리는 기댈 수 있는 푹신한 벽이 되도록 패드가 되어있어야 하고, 다양한 물 쿠션도 유용합니다.

수온은 약 37℃로 체온과 비슷하고 편안할 정도로 따뜻해야 합니다. 만약 물이 너무 따뜻하거나 시원하다면 진통에 영향을 미칠 수 있습니다.

일반 수돗물은 지극히 적당하고 어떤 사람들은 양수 정도의 염분 조성을 위해 소금을 물에 넣기도 하지만 (물 3.8ℓ당 1테이블 스푼 가득의 소금) 첨가제가 필요하진 않습니다. 물을 담을 일회용 라이너가 제공되지 않는 한 풀을 미리 약한 소독약을 사용해 청소해야 합니다.

ꙮ 수중분만 준비하기 ꙮ

이 책에 나오는 요가 기반의 운동이 물속 또는 물 밖 분만의 준비로서 이상적입니다. 추가적으로, 특히 마지막 3달간 임신 중 수영을 하고 매일 물에서 이완을 할 수 있는 시간을 보내면 매우 좋습니다. 구체적인 수중 운동이 필수적인 것은 아니지만 이 책의 여러 자세를 물속에서 실시할 수 있다는 것을 발견할 것입니다. 부드럽게 평영과 배영을 하는 것은 매우 즐겁고 부력이 임신의 무게를 경감시켜주므로 위를 보고 물에 떠 있으면 더없이 이완됩니다.

많은 산모가 목욕을 즐깁니다. 때로 하루 1번 이상으로 말이죠. 라벤더, 탠저린, 장미 또는 재스민과 같은 정유 4~5방울을 넣으면 매우 이완됩니다.

ꙮ 분만에 물 사용하기 ꙮ

풀에 들어가기 가장 좋은 시간은 수축이 매우 강렬해지는 때인 진통이 반 정도 진행되고, 약 5㎝ 개대에서라고 생각되고 있습니다(더 일찍 풀에 들어가면 때로 수축을 느리게 하여 진통을 연장시킬 수 있다고 관찰되었습니다). 이건 유용한 가이드라인이지만, 엄격한 규칙은 아닙니다. 만약 물에 들어가고 싶다는 참을 수 없는 욕구를 느낀다면, 이것을 막으면 안 됩니다.

풀에 들어가기 전에 수온을 확인합니다. 너무 따뜻하지 않다는 것을 확인하세요. 출산조력가 중 꼭 필요한 사람만 있도록 하고 방의 조명을 낮추고 차분하고 평안한 분위기를 유지하는 것이 도움이 됩니다. 간호사나 조산사는 풀에 들어가기 바로 전에 태아 심박동을 듣습니다. 필요하면 소형 휴대용 초음파 심장 모니터나 전통적인 산과 청진기를 사용하여 이따금 반복할 수 있습니다. 모니터링은 여러분이 풀에서 앉거나 서 있거나 무릎 꿇는 동안 쉽게 할 수 있습니다.

여러분은 따뜻한 물에서 침착하고 수축 동안 깊게 호흡하고, 움직이거나 자세를 바꿔 자신을 편안하게 하면서, 이완시킬 수 있습니다. 모서리를 보고 무릎 꿇고 스쿼트하고 반 정도 앉고, 또는 물에 떠 있는 등 원하는 대로 하고, 때로 머리를 포함해 여러분의 온몸을 잠수하는 것을 즐길 수 있습니다. 물이 여러분 몸의 감각적인 즐거움을 느끼고, 주위에 무슨 일이 일어나고 있는지 잊게 해주며, 본능적인 욕구에 몰입할 수 있도록 한다는 것을 알게 될 것입니다. 대부분의 여성이 물에선 통증에 대한 자각이 변한다는 것을 발견합니다. 수축의 강렬함을 더 쉽게 받아들일 수 있게 됩니다.

물에서 이완의 시간을 보냈다면, 진통은 아마 꽤 신속하게 진행될 것입니다. 그러나 때론 수축이 느려지고 약해질 수 있습니다. 이 상황이 지속된다면 풀에서 나와 중력을 이용하는 것이 가장 좋습니다. 풀 밖에서 똑바로 선 자세(upright resting position)로 얼마 동안 돌아다니고 나면 리드미컬한 수축이 다시 점점 강력해지고 진통이 스스로 다시 자리 잡을 것입니다.

막이 터져도 양막과 '이슬'에서 혈액은 무균이기 때문에 물에서 나오거나 물을 갈아야 할 필요는 없습니다. 미셸 오당은 "막이 이미 터진 경우에도 감염으로 합병증은 없었습니다."라고 보고하였습니다. 수중분만을 하는 다른 분만센터에서도 감염률 증가에 대한 근거는 찾지 못했습니다. 실제로 특히 병원에서는 대기 중의 외부 박테리아로 인한 감염이 예상되는데, 풀을 사용하면 감염의 위험을 감소시킬 수 있습니다.

풀은 병원 환경에서 다른 장점들도 있습니다. 여성이 느끼는 프라이버시를 증가시켜 이완이 더 잘 되고 안전하게 느낄 수 있는 자신만의 공간이 주어져 주위에 일어나고 있는 일에 덜 신경 쓸 수 있습니다. 온수에 몸을 담그면 불안으로 인해 상승한 혈압을 낮추고, 통증을 분명히 감소시킵니다. 이것은 일부는 중력의 영향에서 벗어났기 때문이고, 일부는 아마 카테콜아민(아드레날린과 같은 스트레스 호르몬) 합성의 감소와 엔도르핀(천연 이완제이자 진통제인 호르몬) 분비의 증가로 인한 것으로 보입니다.

실제로 분만을 수중에서 하는 것에 대해 걱정하는 많은 병원, 조산사, 의사들도 진통에 풀을 이용하는 것에는 개방적입니다. 제1기 뒷부분에 풀을 제공하는 것은 진통을 일어나게 하는 완전히 안전하고 무해한 방법이고 진통제나 경막외마취의 위험이 없는 대안을 제시합니다.

만약 풀이 가용하지 않다면 물에 접근할 수 있는 그 어떤 방법도 도움이 됩니다. 예를 들어 일반 욕조에 무릎을 꿇고 파트너가 따뜻한 물을 등에 스펀지로 짜줄 수 있습니다. 물을 될 수 있는 대로 깊고 편안할 정도로 따뜻하게 하세요. 아니면 서 있거나 스쿼트를 하고 샤워기로 온수가 등을 타고 흘러 내려오게 하거나 세면대에서 스펀지하고 물을 끼얹으면 도움이 될 수 있습니다. 때론 수돗물이 흐르는 소리만으로도 수축을 자극하고 긴장을 해소시킬 수 있습니다. 온냉 찜질, 스프레이 병과 온수병, 얼음, 찬물을 적신 천연 스펀지는 모두 확실히 믿을만한 진통 보조기구입니다.

◌ 수중에서 분만하기 ◌

진통이 너무 빨리 진행돼서 풀을 나갈 시간이 없이 아기가 그냥 물로 태어날 수 있습니다. 아마 여러분은 의도적으로 수중에서 분만하기로 결정했을 수도 있고 또는 밖으로 나가고 싶을 수도 있죠. 아기가 물속에서 태어날지를 미리 정하는 것은 현명하지 않습니다. 때로는 제2기가 용이하게 하기 위해 풀 밖으로 나가 중력이나 더 서늘한 환경의 도움을 받아야 할 수 있습니다. 경험이 많을수록 자신감이 보통 따라오지만, 수중분만이 처음인 의사나 조산사는 분만을 물속에서 하는 것에 주저할 수 있습니다.

풀 밖으로 나가는 이유는 다음과 같을 겁니다.

- 여러분이 물 밖으로 나가고 싶다고 느낍니다.
- 제2기가 오랫동안 계속됩니다.
- 태아곤란증일 수 있는 징후가 보입니다―예를 들어, 태변이 물속으로 배출됩니다.
- 아기가 둔위입니다(일부는 물의 따뜻함이 둔위태아의 '호흡'의 위험을 감소시켜 머리 출현 이전 태반 분리를 감소시킨다고 주장합니다. 그러나 수중에서 둔위 분만된 경우는 거의 없습니다. 둔위 분만의 위험이 증가되어있다면, 스탠딩 스쿼트 자세에서 중력을 최적으로 이용하는 것이 보통 더 현명하다고 여겨집니다).
- 아기가 너무 커서 제2기에 하강이 잘 안 되고 있습니다. 이 경우에 풀 밖에서 중력을 사용하는 것이 분만에 더 효과적일 것입니다.
- 쌍둥이를 임신했습니다. 쌍둥이를 분만할 때 더 위험 요소가 많기 때문에―특히 둘째 쌍둥이일 때―산모가 물 밖에서 분만하는 것이 더 안전하다고 여겨집니다.
- 태아곤란증의 징후는 없으나 태반이 최적으로 기능하지 않습니다. 이 경우에는 물이 진통을 용이하게 할 수도 있지만 분만은 지지 받는 스탠딩 스쿼트에서 하는 게 낫습니다.

능동적인 출산

아이의 머리가 하강하고 장을 누르면서 그리고 분만 전에 항문괄약근이 이완되면서 산모는 흔히 약간의 대변을 배설합니다. 일부 산모들은 이것을 방지하기 위해 진통 초기에 관장을 하기도 하지만, 그래도 일어날 수 있습니다. 만약 물속에서 발생하면, 그 찌꺼기는 간단히 평범한 플라스틱 거르개로 바로 제거하면 됩니다. 대변 배설은 물속 또는 물 밖 분만 모두에 흔한 일이고 이것이 감염의 위험을 증가시키는 원인이 될 정도로 물을 오염시킨다는 증거는 없습니다. 오히려, 영국에서는 수중분만에서 감염성 합병증의 사례는 보고되지 않았습니다.

⟡ 수중분만을 위한 자세 ⟡

여러분은 여러 자세에서 자연스럽게 자세를 바꿔가며 수중 분만을 할 수 있습니다. 풀의 모서리를 위로 엎드린 자세(all-four position)에서 무릎을 꿇어 아이가 뒤로 나올 수 있습니다. 아니면, 물속에서 옆구리를 붙잡아 지지를 하면서 스쿼트할 수도 있습니다. 지지되지 않은 채로 스쿼트할 수도 있습니다. 이것은 바닥 위나 침대에서보다 물에서 훨씬 쉽습니다. 여러분의 파트너는 풀에 들어가 여러분을 지지하거나, 풀 밖에 낮은 스툴이나 빈백 의자에 앉아 뒤에서 지지할 수 있습니다. 반쯤 앉은 자세를 취할 수도 있습니다.

여러분의 조산사나 의사는 풀에 아마 들어가지 않을 것입니다. 영국 간병인들은 종종 수술실에서 입는 면 트라우저와 상의를 입기 때문에 필요시에만 풀에 들어갈 것입니다. 옆에서 무엇이 일어나고 있는지 보는 것이 쉽기도 하고 간병인에게 에이즈나 간염 바이러스 교차감염의 위험에 대한 염려가 있기 때문입니다(비록 이 질병들이 물을 통해 감염된다는 증거는 없지만 몇 개 병원에서는 풀을 사용하기 원하는 산모들에게 임신 중 검사를 권유합니다).

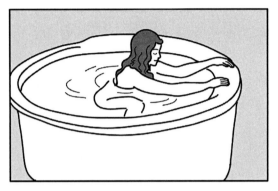

Kneeling or squatting in the birth pool during strong labor helps to relieve pain and enhances contractions.

৩ 제2기 ৩

여러분 아이의 머리는 매우 빨리 출현할 수도 있고 또는 꽤 시간이 걸릴 수도 있습니다. 결국엔 여러분의 질을 통해 머리가 나타나고 보일 것입니다. 여러분은 물속에서 거리낌 없이 여러분의 감정을 더 쉽게 표현할 수 있습니다. 하고 싶다면, 자신의 손으로 지금 일어나고 있는 것들을 느껴보고 아기가 나오는 것을 도와줍니다. 물의 따뜻함이 회음부 조직을 부드럽게 하기 때문에 수중분만 중에 심한 열상이 일어나는 것은 매우 드문 일입니다(조산사는 물에서 진통만 했을 때에도 회음부에 손상이 덜하다는 것을 관찰하였습니다). 아기는 물속으로 부드럽게 나오기 때문에 보통 조산사가 해야하는 것은 없습니다. 만약 아기의 몸이 머리가 나온 후의 수축에서 빠져 나오지 않는다면 조산사나 의사가 부드럽게 도울 수 있습니다.

풀의 물은 분만 후 거의 확실히 핏빛이 꽤 돌 것입니다. 이 혈액은 자궁에서 온 것이라 무균이어서 감염의 위험은 없습니다.

༄ 제3기 ༄

아기가 태어났으면 조산사나 의사는 탯줄이 아기의 목을 두르고 있는지 확인하고, 그렇다면 간단히 풀 것입니다. 만약 탯줄이 길다면, 아기는 수면으로 떠오를 수 있고 또는 여러분, 파트너, 또는 조산사가 조심스럽게 아이를 들어 올릴 수 있습니다. 아이를 물 밖으로 서둘러 꺼내야 되는 것은 아니지만 분만 후 1분 정도 이내에 꺼내도록 합니다. 분만 후 아이가 가장 필요한 것은 독립적으로 호흡하기 시작하는 것이므로 아기를 이것보다 더 긴 시간 동안 물속에 두게 되면 위험합니다. 아이가 물속에 있는 짧은 시간 동안 태반 순환은 계속되고 아기는 탯줄을 통해 혈액과 산소를 받습니다. 태반 순환은 아기의 호흡이 확립된 후에만 멈출 것입니다.

돌고래, 알락돌고래, 고래—수중에서 분만하는 포유류—는 보통 새끼를 첫 몇 분 내에 수면으로 밀어 호흡을 하게 합니다. 아기의 호흡은 피부에 닿는 대기의 서늘한 온도에 의해 자극됩니다. 호흡은 아기가 서늘한 공기로 나올 때까지 일어나지 않습니다. 사람도 같은 방식으로 반응하기 때문에 방이 지나치게 덥지 않아야 합니다.

아기가 조심스럽게 들어 올려졌으면, 여러분은 가슴과 가깝게 하여 껴안고 몸이 잠겨있고 머리가 물 밖으로 나오게 합니다. 수중에서 태어난 아기들이 호흡 확립이 안 되는 경우는 거의 없습니다. 아기 얼굴에 서늘한 온도가 닿은 것으로 호흡 반사를 촉발하는 데 충분합니다. 아주 가끔 아기의 비강을 청소해주기 위해 석션이 필요할 수도 있습니다. 이것은 아이가 물속에 계속 있으면서 할 수 있습니다. 아기가 2개의 산소 공급처의 혜택을 받고 있기 때문에 탯줄을 자르는 것은 아직 현명하지 못합니다. 아기가 호흡을 하지 않는 드문 상황에서는 아기를 풀에서 조심스럽게 꺼내 서늘한 환경에 노출하는 것이 좋습니다. 이것이 호흡 반사를 촉발시키고 필요시 산소를 줄 수 있습니다.

물에서 처음으로 아기를 여러분 팔로 안고 눈을 들여다보는 것은 아주 멋진 일입니다. 무릎 꿇거나 똑바로 앉아 아기를 가슴 높이에서 편히 안을 수 있게 수직자세에 있는 것이 가장 좋습니다. 아기가 강한 포유반사를 갖고 있다는 것을 알게 될 것이고 곧 유방을 찾기 위해 머리를 돌릴 것입니다. 첫 젖먹이를 돕기 위해 아기를 여러분 방향으로 돌려 '배와 배를 맞닿게'하는 것이 가장 좋습니다. 여러분의 자궁이 태반을 만출시키기 위해 다시 수축하기 시작할 때까지 물속에 계속 있어도 안전합니다(보통 10~20분).

탯줄에는 주의를 기울이도록 합니다. 아기가 젖을 빨 때 강한 자궁 수축뿐만 아닌 맥박도 감소한다면 태반이 분리될 준비가 되었다는 것입니다. 이제는 천천히 일어나서 풀을 나갈 때입니다. 물색전증(water embolism, 물이 자궁 내에 아직 열려있는 아무 혈관을 통해 들어가는 것)이 일어날 것을 예방하기 위해 태반이 만출되기 전에 일어서거나 풀을 나가는 것이 더 안전하다고 보통 생각됩니다. 비록 수중분만에서 물색전증이 발생하여 보고된 경우는 현재까지 없지만 합리적인 예방책입니다(가든 병원은 수중에서 태반 만출을 허용하지만, 이것을 추천하기 전에 추가적인 연구가 필요합니다). 만약 태반이 풀을 나가기 전에 갑자기 분리된다면, 간단히 무슨 일이 있었는지 알아차리자마자 천천히 일어섭니다. 태반 만출이 될 때까지는 탯줄을 자를 필요는 없으나, 풀을 나가기 직전 잘라도 됩니다.

여러분의 조산사는 풀을 나가는 것을 도와주고 여러분과 아기를 위해 따뜻한 타월을 준비합니다. 따뜻한 테리직물 가운은 풀에서 나갈 때 유용합니다. 이제는 방 안 온도를 올릴 시간입니다. 효율 좋은 휴대용 히터를 준비해 이 시점에 방을 매우 따뜻하게 해야 합니다. 풀 밖으로 나왔으면 태반을 만출하기 위해 서 있거나 스쿼트를 할 수 있고, 그리고 나서 잠시 똑바로 앉도록 합니다. 여러분이 계속 아이를 맞이하고 첫 수유를 즐기면서 여러분과 아기가 따뜻하고 편안하도록 합니다.

분만 후 계속 몸을 물에 담그고 싶거나 또는 아기가 추워 보이면 아이를 온수 목욕시킬 수 있으나 여러분 몸의 온기로 더없이 충분합니다. 조산사가 여러분의 회음부를 확인하고 아기를 유심히 보았다면, 여러분은 아마 침대에서 아이를 여러분 곁에 이불을 따뜻하게 덮어 익숙한 여러분 몸의 온기로 편안하게 이완하고 싶을 겁니다.

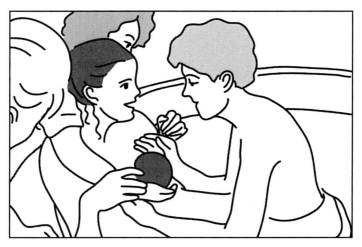

Immediately after birth under water, the father gently lifts the baby on the surface and passes him to his mother.

ꕤ 분만 후 ꕤ

분만 후에도 풀을 사용할 수 있다면, 풀에서의 시간을 즐겨도 되고 이 즐거움을 다른 가족원과 공유할 수 있습니다. 형제자매는 새로 태어난 여자 형제나 남자 형제를 따뜻한 물에서 안는 것을 즐기고 아기는 여러분과 가족을 알아가면서 친숙한 물에 있고 주변 세상을 탐구하는 자유를 즐길 것입니다. 방 온도가 매우 따뜻하도록 하고 첫 하루, 이틀은 조명을 낮춥니다. 풀 안의 물은 당연히 갈아야 하고, 풀은 편안할 정도로 따뜻하되 뜨겁지는 않아야 합니다. 신생아는 새로운 환경에 갑작스럽게 노출되는 것을 싫어하기 때문에 아기를 따뜻한 타월로 덮어 여러분 몸에 꼭 안도록 합니다. 풀에 천천히 들어가서 아기가 물속에 점진적으로 적응하도록 합니다. 풀 밖에 나갈 때도 똑같습니다. 아기의 어깨까지 물에 담가지도록 하면서 아이에게 모유수유를 하는 것은 더할 나위 없는 행복입니다. 아기는 처음엔 물에서 30분에서 45분까지 있을 수 있고 편안하게 느끼면 점점 시간을 늘립니다.

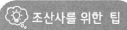

- 조산사나 의사는 수중분만을 위해 풀에 들어갈 일이 거의 없습니다. 하지만, 손이나 팔에 개방창이 없는지 확실히 하고 예방책으로 고무장갑을 착용합니다.
- 제2기가 잘 진행되지 않는다면 산모는 분만을 위해 풀에서 나가야 합니다.
- 수중분만 후, 산모에게 아기를 전달하면서 아기의 배를 눌러 액체가 빠져나가도록 합니다.
- 탯줄의 박동이 멈출 때가 산모와 아기가 풀에서 나갈 때입니다.
- 요통을 예방하기 위해 몸을 숙이는 법을 배우는 것이 중요합니다. Stool이 도움이 됩니다.

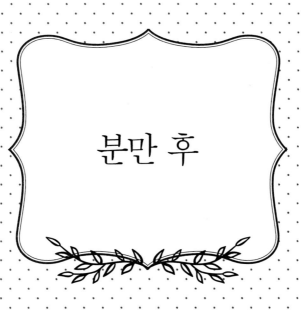

9장

분만 후

❦ 출산 후 산모의 몸 ❦

출산 후, 아기가 젖을 빨 때마다 자궁이 수축하는 것을 발견할 것입니다. 이 수축은 훗배앓이라고 알려져 있으며 심한 생리통과 같습니다. 훗배앓이는 출산 횟수에 비례합니다. 훗배앓이는 자궁이 골반으로 다시 들어가고 평상시 모양과 크기로 돌아가도록 돕습니다. 훗배앓이는 며칠 동안 지속됩니다.

출산 후 회음부가 온전하다면 쓰라림이나 통증은 거의 없습니다. 열상의 크기에 따라 봉합이 필요할 수 있습니다. 보통, 자연적인 열상은 빠르게 치유가 되고 흉이 거의 지지 않습니다. 잘 회복되고 감염을 방지하기 위해 분만 후 하루 이틀은 치료와 소독 효과가 있는 허브 좌욕이 권장됩니다.

만약 소변볼 때 따갑다면, 따뜻한 물을 다리 사이로 붓거나 물병(squirt bottle, 몸통을 짜면 내용물이 나오는 병)을 사용합니다. 후에 깨끗한 수건으로 가볍게 두드려 말립니다. 마른 후에 드레싱을 하세요. 연고나 크림은 축축함이 봉합사를 너무 빠르게 녹일 수 있으므로 사용하지 않도록 하세요. 만약 불편하면 회음부 방석 위에 앉으세요. 나중에, 상처가 치유될 때(가려운 단계), 목욕 후 흉터를 방지하고 치유를 촉진하기 위해 약간의 비타민 E 오일을 바릅니다.

일정 시간 동안 자궁에서 출혈이[오로(lochia)라고 알려진] 계속되고 점진적으로 줄어듭니다. 탐폰은 감염을 일으킬 수 있기 때문에 생리대를 사용합니다.

분만 수 시간 후에 아마 잠들기가 거의 불가능할 수 있습니다. 피로가 몰려와 잠들기 전에 분만의 여운을 음미하고 일어났던 모든 일을 되새겨 보세요. 여러분의 아이도 아마 몇 시간 동안은 매우 기민한 상태였다가 숙면에 들어갈 것입니다.

능동적인 출산

수일간 아이와 가까이 신체 접촉을 유지하고 분만 후 한 주간은 방문객을 거의 받지 말고 긴 '베이비문(babymoon)'을 즐기는 것이 가장 좋습니다. 최소한 며칠간은 가족으로서 서로를 알아가는 것이 매우 귀중합니다. 여러분과 파트너 둘 다 아기의 기본적인 욕구에 어떻게 반응할지 배우면서, 여러분의 파트너도 아기와 '유대감 형성'하는 시간과 평온함이 필요할 것입니다. 첫 하루 이틀 정도 분만을 뒤따르는 매우 특별한 분위기를 지속하세요. 이 특별한 첫날을 미리 세심하게 준비하는 것은 충분히 가치가 있습니다. 많은 부모들이 출생 후 희열을 느끼는데 이것은 1~2주간 계속되고 분명히 초기 양육에 도움이 됩니다.

모유수유 시작하기

분만을 앞에 두고, 여성들은 종종 모유수유에 대해서는 거의 생각해보지 않습니다. 때로, 특히 능동 분만 후엔 모유수유가 문제없이 뒤따릅니다. 그러나 대개 배울 것이 많습니다. 처음 1~2주는 꽤 힘듭니다.

여러분이 시작하기 전에 기본적인 생리를 이해하면 도움이 됩니다. 분만 후 하루 이틀에는 여러분의 유방은 초유라고 알려진 물질을 생산합니다. 이것은 걸쭉하고 누르스름한 액체로 임신 마지막 주에 젖꼭지에 있는 것을 봤을 수도 있습니다. 이 경이로운 액체는 여러분의 아기에게 완벽한 첫 음식입니다. 초유는 매우 영양분이 많고 귀중한 항체를 포함하여 미래에 아기의 면역계를 강화시키고 아기를 환경에서 오는 박테리아로부터 보호합니다. 이것은 또 완화 작용도 있어서 아기의 소화관을 비워 앞으로 모유를 흡수할 준비를 시킵니다. 아기의 장에서 태변을 제거하는 데 도움이 됩니다. 태변은 끈적하고 어두운 녹색의 물질로 임신 중 아이의 장에 축적됩니다. 분만 후, 하루 이틀 내에, 여러분의 아기는 대변을 보기 시작하고, 첫 태변이 나옵니다. 점점, 초유의 도움으로, 모든 태변이 통과하고 3일째 또는 4일째에 연한 노란색 변으로 대체됩니다.

첫 며칠간 아기를 여러분 가까이해야 하는 중요한 이유는 아기가 초유를 필요한 만큼 섭취하도록 하기 위함입니다. 미셸 오당은 그의 책 『Primal Health』에서 아기가 '많은 양'의 초유를 섭취해야 될 필요가 있다고 강조합니다. 아기의 흡입 반사가 초유생산을 자극하기 때문에 제대로 된 젖 빨기는 초유가 배출되는 것을 돕습니다. 모유가 '들어오기' 수 시간 전 아기는 약간 보채고 참지 못할 수 있습니다. 이것은 특히 큰 아기들에서 흔한데 이들은 때로 모유가 들어오기 직전 극심하게 굶주린 것처럼 보입니다. 젖 먹는 시간을 제한하지 않는 것이 중요합니다. 이런 방식으로 먹고 있는 건강한 아이의 체중 감소는 보통 무시해도 될 정도입니다.

모유는 보통 분만 후 2~4일 이내로 잘 돌게되고, 들어오는 날은 보통 약간 힘듭니다. 어쩌면 유방은 충혈되어 있을 겁니다—붓고 뜨거운 것이죠.

충혈은 매우 불편할 수 있으나 24시간 정도만 지속됩니다. 여러분은 또한 모유가 들어오는 날 매우 감정적일 수 있고 이 단계가 지날 때까지 손님 없이 휴식하고 릴랙스할 개인적인 시간을 가지도록 합니다. 유방이 충혈되면 아기가 달라붙기 더 힘들 수 있습니다.

충혈의 불편함을 해소하기 위해서는 다음 방법을 사용할 수 있습니다.

- 먹이기 전, 욕조에 엎드려서 유두 쪽으로 유방을 부드럽게 마사지해서 따뜻한 물속으로 약간의 모유를 짜냅니다.
- 따뜻한 샤워기 물 아래 서서 물이 가슴으로 흘러내리도록 합니다.
- 젖을 먹인 후, 잠시 동안 냉찜질을 하면 통증이 완화될 수 있습니다.
- 유방을 너무 꽉 조이진 않도록 하고, 홀터 스타일로 목을 둘러 고정시킵니다. 스포츠 브라도 편안할 수 있습니다.

모유수유의 원리가 무엇인가요?

모유수유의 첫 번째 원칙은 수요와 공급입니다. 여러분의 아기가 빠는 양이 모유의 공급을 결정할 것입니다. 아기는 더 많이 빨아서 공급을 증가시킬 수 있습니다. 모유는 유방 내에 클러스터를 이루며 배열되어 있는 작은 세포들에서 생산됩니다. 약간 미니 포도송이처럼 생겼습니다. 여러분의 아기가 빨면, 신호가 신경을 통해 뇌의 뇌하수체로 전달되고, 이것이 옥시토신 호르몬을 분비하게 됩니다. 옥시토신은 모유 생산하는 세포를 수축시켜 모유를 배출합니다(또한 동시에 여러분의 자궁을 수축시킵니다). 모유는 작은 관으로 나와 유륜 바로 뒤에 있는 저장소인 팽대부로 운반됩니다. 유륜의(유두 주위 어두운 부위) 기저를 둘러싸는 작은 덩어리를 느낄 수 있습니다. 모유는 거기서 유두의 작은 구멍들을 통해 배출됩니다. 처음엔 너무 많은 모유가 있는 것처럼 보이지만 갈수록 여러분의 아기가 빠는 양이 공급의 양을 적절하게 결정할 겁니다.

여러분은 유방에서 얼얼한 느낌으로 나타나는 '사출반사(let-down reflex)'를 느낄 수 있습니다. 그러나 이 느낌이 생기는 데 몇 주 걸릴 수 있습니다. 모유는 수유를 생각하기만 해도, 또는 아기가 1~2분만 빨았는데도 감소합니다. 그래서 그냥 2분 정도 후에 아이를 젖에서 떼어내지 않는 것이 필수적인데 산모들은 종종 잘못된 조언을 받습니다. 모유가 줄기 전에 아기를 떼어내면, 생산이 억제되고 모유 공급은 결국 고갈될 것입니다.

수유 시간을 아예 재지 않는 것이 가장 좋습니다. 여러분의 아기가 만족할 때까지 빨게 놔둡니다. 그리고 나서는 반대쪽 유방을 내어놓습니다. 모유는 수유를 통해 농도가 변하고 가장 진한 모유가 끝에 나오므로, 수유마다 아기가 유방을 비우도록 두는 것이 중요합니다. 수유를 완료하는 데 걸리는 시간은 아기들마다 변이가 크지만, 보통 끝에서 행복하게 잠에 빠져듭니다.

수요에 따라 수유하도록 하세요. 처음에는 여러분이 모든 시간을 수유하는 데 사용하고 있다고 보일 수 있지만 아기들은 자궁에서는 계속해서 영양공급을 받았다는 것을 기억하세요. 점점 수유와 소화의 패턴이 나타날 겁니다.

유두 쓰라림을 방지하기 위해서는 아기를 유방에 올바르게 위치시킵니다.

1. 편안한 의자나 침대에서 상체를 세운 자세로 앉습니다. 곧 여러분은 아기를 여러분 옆에서 부드럽게 안아 옆으로 누워서도 수유할 수 있게 될 겁니다(만약 제왕절개를 했으면 이 자세에서 시작해야 할 것입니다).

2. 여러분이 아기를 편안히 '배를 맞대고' 안고 있도록 합니다. 이것은 아기의 입이 유두를 향하고 몸이 여러분의 몸을 향하는 것입니다.

3. 아기가 똑바로 '달라붙게' 돕고 입을 크게 벌릴 때까지 기다립니다. 이것은 약간 애를 태우는 것이 필요합니다. 젖꼭지를 아기의 아랫입술에 대세요.

4. 입이 크게 열렸을 때 아기를 가슴 쪽으로 당겨 필요하면 자유로운 손으로 아이에게 유방을 내놓는 것을 돕도록 합니다. 아기가 유두뿐만이 아닌 유륜도 충분히 들어가도록 합니다. 유두 밑의 부위가 가장 중요합니다. 매우 큰 유륜이 아닌 이상, 대부분이 아기의 입속에 들어가 있어야 합니다.

여러분의 아기는 유두에서만이 아닌 유방 전체에서 수유를 한다고 기억하세요. 여러분의 아기는 아래턱의 리드미컬하게 움직여 유륜 뒤 모유 저장소인 팽대부를 마사지하여 모유를 '짜야만' 합니다. 아기가 유두와 유륜을 입으로 빨아들였으면, 아기 턱과 혀의 마사지하는 움직임이 모유 배출을 자극합니다. 아기가 올바로 달라붙었다면, 유두가 연구개의 뒤까지 닿을 것입니다(어떤 원리인지 가늠을 하려면 잠시 엄지를 빨아보세요).

만약 아기가 똑바로 달라붙고 있다면, 모유수유 문제 대부분을 방지할 수 있습니다. 약간의 불편함과 유두 쓰라림이 예상되지만 계속적인 수유가 유두를 '길들여' 쓰라림이 없어질 것입니다. 만약 문제가 생기면 최대한 빨리 수유 컨설턴트나 모유수유 카운슬러에 연락합니다. 특히 쌍둥이를 임신했다면, 가까운 모유수유 카운슬러와 분만 전 연락을 하는 것이 현명합니다.

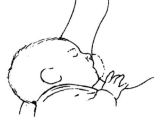

This baby is not latched on properly and is sucking the nipple only.

When the baby latches on properly, the nipple and part of the areola are taken into the mother, and the lower lip curls under.

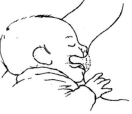

When the baby is correctly attached to the breast, the nipple extends to the soft palate. Rhythmic wave-like moments of the tongue draw the milk towards the baby's throat.

ஃ 유방 관리 ஃ

다음 어드바이스가 도움이 될 것입니다.

- 임신 후반에 목욕 후 유방과 유두를 아몬드 오일로 마사지합니다. 모유수유에 대한 좋은 책을 읽습니다.
- 비누는 천연 윤활유를 제거하기 때문에 유방에 절대 쓰지 마세요.
- 수유 사이에 유방을 씻지 마세요. 모유는 천연 소독제를 함유하여 하루 한 번만 목욕 이나 샤워하면 청결을 유지하는 데 충분합니다.
- 수유 후에 유방이 자연 건조되도록 하고, 그러고 나서 유두에 약간의 순수한 아몬드 오일을 마사지합니다.
- 몸에 잘 맞는 면 브래지어를 착용합니다. 앞이 열리는 제품을 선택합니다.
- 플라스틱을 함유하지 않는 세탁 가능한 또는 일회용 가슴 패드를 사용하고, 자수 갈 아줍니다.
- 쓰라림이 심하면 병원을 방문하여 진찰을 받아보시는 게 좋습니다.
- 쓰라린 유두를 신선한 공기에 최대한 많이 노출시킵니다. 잠시 약한 햇볕을 쬐는 것도 도움이 됩니다.
- 아기를 유방에서 떼어내야 할 때, 새끼손가락을 아이 입의 모서리에 넣어 빠는 것을 먼저 멈추도록 합니다.

⚕️ 신생아 황달

모든 아기의 반 정도가 첫 주에 가벼운 황달이 있습니다. 피부와 눈의 흰 자가 누르스름하게 변합니다. 노란 색소는 빌리루빈으로 출생 후 처음 며칠간 아기의 간이 완전히 분해하지 못합니다. 미숙아는 황달에 걸리기 쉽고, 일부 전문가들은 태반 만출 전에 탯줄을 클램핑하면 황달의 발병을 증가시킨다고 믿습니다.

황달이 있는 아기는 액체가 필요하기 때문에 자주 수유를 합니다(만약 아이가 잘 간호되고 있다면 물을 주거나 물과 포도당을 주는 것의 장점은 없습니다). 아기의 맨살에 햇볕을 쫴주는 것도 도움이 됩니다.

만약 아기가 기민하고 잘 간호되고 있으면, 황달은 보통 가볍고 무해할 것입니다. 그러나 극히 심한 경우는 광선치료가 필요합니다. 휴대용 '빌리라이트(bili-lights)'는 집에서 광선치료를 할 수 있게 일부 지역에서 구할 수 있습니다.

ꙮ 앞으로 몇 달 동안 모유수유 ꙮ

1, 2주 후에, 아기를 모유 수유하는 것은 둘 모두를 키우는 즐거움이 됩니다. 모유는 첫해 동안 딱 필요한 영양소를 제공하기 때문에 여러분의 아기에게 완벽한 음식입니다. 아기가 4에서 6개월이 되면 고형식을 먹이기 시작하겠지만, 모유가 12개월까지, 가능하면 그 이상까지 아기 식단의 중심이 되어야 합니다. 모유만큼 아이에게 영양소가 완전한 음식은 없습니다. 소 우유로 만든 유아용 유동식은 사람의 모유와 가장 가깝게 만들어졌기 때문에 불가피하다면 충분한 대용품이 될 수 있습니다. 그러나, 모유의 역동적인 생명의 특성을 완전히 모방할 수 없고 우유 프로틴 기반으로 만들어졌기 때문에 송아지의 필요에 맞춰져 있습니다. 사람 모유는 아기에서 뇌 빌달을 촉진하고 또한 평생 아기의 면역계를 강화시키는 필수적인 면역글로불린을 포함하여 질병으로부터 보호합니다. 만약 여건이 된다면 다음 행동을 하도록 합니다.

- 아기가 원하는 만큼 수유합니다. 시계를 보지 않습니다. 수유하는 아이에서 통통한 것은 정상이고 아기가 이동할 수 있게 되면 감소합니다.
- 아기가 원할 때마다 자주 수유합니다. 수유 패턴은 변합니다. 아기를 늦은 오후에 거의 계속적으로 수유하고 오전에는 덜 할 수도 있고 또는 반대일 수도 있습니다.
- 아기가 젖떼기를 리드하도록 합니다. 모유수유는 4, 5년까지도 갈 수 있습니다. 이것은 일부 산모와 아기에게 완벽히 정상입니다. 규칙은 없지만, 첫 6개월간 아기를 모유 수유하는 것이 가장 중요합니다. 1년까지 또는 더 계속할 수 있다면, 아기에게는 이득만 됩니다.

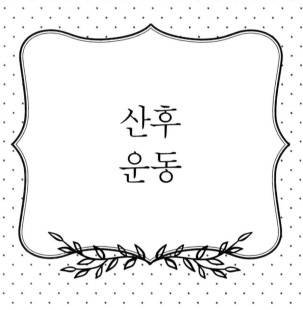

10장

산후
운동

출산 후 처음 몇 주간은 아기를 알아가고 돌보는 것으로 고민할 것입니다. 충분한 휴식과 양양가 높은 식단이 필요할 것이고, 정식 운동을 할 시간과 의향이 많지는 않을 겁니다. 수유하는 데 보내는 수많은 시간들이 휴식하고, 릴랙스하고, 여러분의 깊은 호흡을 실천할 수 있는 완벽한 기회입니다. 그러나 앞으로 몇 달간 여러분의 몸매를 임신 이전의 상태로 돌리려면 약간의 운동이 필수입니다. 릴랙스된 상태를 유지하고 초기 모성애 시기(early motherhood)에 흔한 피곤함과 에너지 부족을 맞서려면 짧은 운동 프로그램이 큰 도움이 된다는 것을 발견할 것입니다.

다음의 필수 운동 프로그램은 각 운동이 그다음 운동을 위해 점진적으로 몸을 강화하기 때문에 순서대로 진행하도록 고안되었습니다. 운동은 출산 후 첫째 날부터 6달까지 단계적으로 진행될 것입니다. 각 단계는 1주일씩 해주고 충분하지 않다면 연장하서도 됩니다. 여러분 자신의 리듬에 맞춰야 합니다. 우선적으로 아이와 시간을 보내고 남는 시간에 운동을 하는 것이 중요합니다.

출산 후 운동 프로그램은 다음과 같은 상황을 염두에 두어야 합니다.

능동적인 출산

- 골반저근육의 탄력를 강화시키고 자궁이 정상으로 돌아오는 것 돕기
- 등 하부 강화하기
- 복부의 힘과 탄력성을 회복하기 위한 복부 근육 강화 운동
- 아기를 들고 많은 시간을 보내며 스트레스받는 부위인 어깨와 목의 긴장 해소
- 유방 혈액순환 개선, 유방 지지 근육력 유지, 좋은 자세 유지
- 인대의 복원을 촉진하면서 관절의 유연성과 이동성 유지
- 골반 부위를 가볍게 하고 척추의 정상 곡선으로 복구
- 피로 감소와 에너지 흐름과 순환 자극
- 휴식하기

수영과 걷기는 이 운동 프로그램과 함께하면 좋고 아기에게도 즐거움이 됩니다! 수유 시에는 다이어트를 하지 마세요. 균형 잡힌 식단을 유지하면서 운동을 잘하면 자연적으로 날씬해질 것입니다.

᭝ 1주 차 ᭝

1. 출산 후 1, 2일째는 엎드려서 골반저 근육을 두세 번 조였다가 풀어줍니다. 그리고 나서 휴식합니다. 이것을 하루에 수회 실시합니다. 가슴이 불편하다면, 갈비뼈 밑에 베개를 놓거나 똑바로 누워 무릎을 구부린 자세로 운동을 하는 것이 더 편할 것입니다(스텝3).
2. 손을 배에 올리고 무릎을 굽히고 기본 리클라닝 포지션(reclining position)으로 바닥 위에 똑바로 눕습니다. 이전처럼 깊게 호흡을 하는데 숨을 내쉴 때 복부 근육을 수축하고 척추 방향으로 아래로 당기고, 숨을 들이쉴 때 이완합니다. 10회 반복합니다.

3. 같은 자세에서, 골반저 근육을 10회 수축하고, 버티고, 이완합니다.

4. 출산 후 복직근의 분리를 확인한 후, 복부 근력 운동을 시작하고, 발을 바닥에 붙이도록 합니다. 10회 반복합니다.

5. 같은 자세에서 골반 들기, 등 하부 풀기를 해서 척추를 강화시킵니다.

6. 다리와 팔은 편안하게 벌리고 등을 바닥에 붙이고 눕습니다. 원하면 무릎 아래에 베개를 놓습니다. 턱을 당겨 목 뒤편을 이완하고 눈을 감습니다. 코로 숨을 깊게 들이쉬고 내쉬어 여러분 복부에서 호흡의 움직임을 느낍니다. 숨을 내쉴 때마다, 턱과 눈을 릴랙스한 상태로, 신체 각 부위를 돌아가며 이완합니다. 매 날숨마다 긴장을 놓아 더더욱 깊게 릴랙스하면서 여러분의 몸이 중력과 함께 가라앉도록 합니다. 추우면 담요를 덮고 이 자세를 최소 10분 유지합니다.

요가에서는 '시체 자세'라고 알려져 있는데, 항상 운동 세션의 끝에 또는 따로 매일 10분에서 20분 완전한 휴식(relaxtion)을 하도록 합니다. 잠 몇 시간 자는 것만큼이나 이완할 수 있기 때문에 가장 중요한 출산 후 운동일 것입니다.

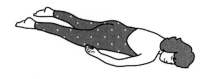

Position for the pelvic floor exercise after birth

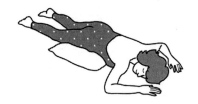

If your breasts are tender, try this.

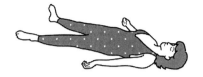

Total relaxation

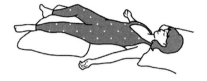

To increase your comfort while relaxing, try placing a pillow under your head and another under you knees.

❧ 2주 차 ❧

---

7. 재단사 자세를 추가합니다.

8. 무릎 꿇는 자세에서 골반 들기(pelvic lift)를 추가합니다.

❧ 3주 차 ❧

---

9. 무릎을 넓게 벌려 무릎 꿇기를 추가합니다.

10. 척추 비틀기를 추가합니다.

❧ 4~6주 차 ❧

---

11. 운동 순서 VI 전체, 어깨 풀기를 추가합니다.

12. 벽에 기대고 다리 벌리기를 추가합니다(1~3단계 참고).

13. 어깨 물구나무서기를 추가합니다(주의사항: 자궁 출혈이 모두 멈춘 후에만 이 운동을 시작합니다. 또한 이 운동을 할 때 머리를 옆으로 돌리지 않도록 합니다. 만약 아이가 부르면, 내려와서 자세를 풀도록 합니다).

'벽에 대고 다리 벌리기'에서처럼, 엉덩이를 벽에 가까이해서 똑바로 눕습니다. 무릎을 굽히고, 발을 모읍니다. 어깨를 이완시키고, 팔을 손바닥이 아래를 향하게 하여 옆구리 옆에 놓습니다. 턱을 당겨 목 뒤편을 이완하고 신장시킵니다(a). 복부로 숨을 깊게 들이마시고, 척추 전체, 특히 등 하부, 목, 어깨를 바닥으로 이완합니다.

팔꿈치를 옆구리로 밀어 넣고 숨을 내쉬면서 바닥으로 내려놓습니다. 그러고 나서 팔꿈치의 위치를 유지하면서, 발로 벽을 누르면서 몸을 들어 올리며 등 하부를 손으로 갈비뼈 뒤에서 지지합니다. 목과 어깨의 이완을 유지하고, 무리하지 않는 정도까지만 들어 올립니다. 발을 계속 벽에 붙이고 팔꿈치를 아래로 유지하면서 다리를 폅니다 (b). 처음에 여러분의 골반은 매우 무겁게 느껴지고 손을 등 상부에 놓는 데 어려움이 있을 것이지만 꾸준히 연습하면 목이 이완되고 골반이 더 가벼워질 것입니다. 숨을 내쉬며 팔꿈치를 내려놓는 것에 집중하세요. 잠시 멈췄다가 숨을 내쉴 때 천천히 내려오세요. 올라오기 전에 무릎을 안아 등 하부를 이완시킵니다.

이것이 쉬워졌을 때, 내려오기 전에 골반저 운동을 하세요. 수축하면서 골반저를 배꼽을 향해 잡아 내리고, 잠시 멈췄다가, 그리고 이완합니다. 이것을 10회 합니다.

발은 벽에 붙이고 다리를 쭉 펴는 게 쉬워졌다면, 무릎을 굽히고 벽을 발로 눌러 골반을 어깨보다 위로 올려서 몸통이 바닥과 90도를 이루도록 합니다(c). 팔꿈치는 잘 밀어 넣은 상태를 유지합니다. 손을 갈비뼈 뒤에 위치시키고, 숨을 내쉬면서 팔꿈치를 떨어뜨립니다. 골반바닥을 멈췄다가 수축하고 이완하여 10회 합니다. 그리고는 척추를 바닥으로 부드럽게 이완하고, 올라오기 전 무릎을 안습니다(e).

발을 벽에 붙이고 90도를 만드는 것이 쉬워졌으면 다리를 쭉 뻗어 균형을 잡아보세요. 여러분의 몸은 바닥과 90도 각도를 이루면서 체중은 팔꿈치과 상완으로 지지되어야 합니다(d). 이 자세에서 골반저를 수축과 이완을 10회 반복하세요. 내려오려면, 발을 벽에 위치시키고, 목부터 꼬리뼈까지 척추를 부드럽게 내립니다. 올라오기 전 무릎을 안습니다(e).

이 운동은 골반 부위를 가볍게 하고 골반저와 자궁의 회복을 도와줍니다. 몇 주 후에는 골반저 운동을 항상 이 자세에서 실시해야 합니다. 규칙적으로 하면 이것은 자궁탈출을 치유하고 정맥류, 치핵, 외음 정맥류염을 감소시킬 수 있습니다. 어깨 물구나무서기는 또한 등 상부, 목, 어깨의 긴장을 풀어주고 출산 후 호르몬 균형을 이루게 합니다.

여러분은 완전 이완을 제외하면 이 필수 운동을 약 10분이면 완료할 수 있습니다. 만약 시간이 없다면, 벽에 기대서 다리 벌리기로 시작하고 재단사 자세, 복부 근력운동, 어깨 물구나무서기를 합니다.

다음을 추가하셔도 됩니다. 다리를 넓게 벌리고 앉기, 운동 시퀀스 V, 서는 자세, 강아지 자세, 그리고 운동 (E)는 건너뜀 운동 순서 VIII, 척추 이완. 항상 완전 이완으로 끝냅니다. 앞으로 몇 달 동안 여러분은 더 상급 요가로 이어갈 준비가 될 것입니다.

Shoulder sand

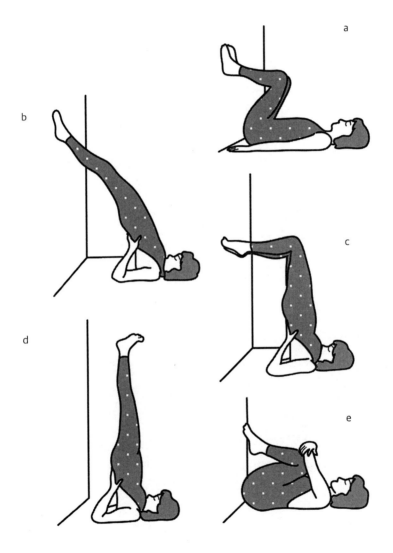

능동적인 출산

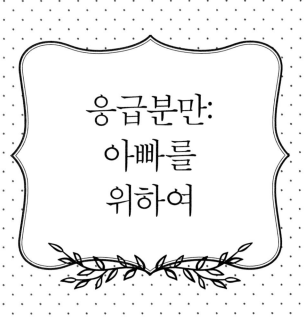

응급분만:
아빠를
위하여

출산이 임박한 산모와 있고 조산사나 의사와 연락이 안 된다면 다음 내용을 참고하세요.

- 침착함을 유지하도록 하세요. 길고 깊은 호흡을 몇 번 하세요. 갑작스러운 출산은 보통 매우 간단합니다. 여러분이 할 일은 무슨 일이 일어나고 있는지 잘 집중하는 것뿐입니다.
- 산모를 편안하게 하고, 1, 2분 정도 산모를 안아 안심시킵니다. 여러분이 모든 걸 준비하면서 그녀가 네발 자세나 무릎-가슴 자세를 해야 한다고 말하세요. 이것은 수축을 조금 느리게 해서 산모가 진정하고 통제력을 갖도록 해줍니다. 산모에게 큰 쿠션을 주도록 하세요.
- 가능하다면 산모와 아기를 덮을 수 있게 깨끗한 수건, 시트, 담요를, 또 아기를 감쌀 수건이나 목욕 뒤에 몸을 싸는 담요를 준비합니다.
- 산모와 아기는 따뜻해야 하므로 모든 창문을 닫으세요.
- 시간이 있으면 물을 주전자에 끓이고 불을 끄세요. 손을 정말로 잘 씻으세요. 물 한 잔, 그릇, 화장지 한 롤이나 탈지면을 준비합니다.
- 산모에게 돌아갑니다. 등 하부를 부드럽고 침착하게 마사지합니다. 산모에게 물을 조금씩 주고 충분히 안심시키세요. 깨끗한 시트, 수건 또는 신문을 산모 밑에 깔고, 여유분을 준비해둡니다. 아기를 감쌀 수 있도록 깨끗한 수건이나 담요를 가까이 둡니다. 수건이나 담요를 히터 가까이 두어 따뜻하게 데웁니다.
- 산모에게 전념할 수 있게 되면, 산모가 네발 자세에서 쪼그려 앉기 자세를 선호하면,

쿠션이나 의자에 기대어 쪼그려 앉기 자세를 할 수 있습니다. 산모가 선택하는 어떤 자세도 괜찮습니다.

- 집중해서 아이가 나오는지 유심히 관찰합니다.
- 본능에 맡기세요. 산모에게 서두르지 말고, 몸속에서 일어나고 있는 것에 맡기도록 장려합니다. 산모가 겁에 질려 어쩔 줄 몰라하면, 호흡에 집중하면서 산모와 같이 호흡합니다. 산모에게 억지로 밀어내지 말고 몸을 이완시키고 서두르지 말라고 말해줍니다.
- 산모가 구역, 구토를 해도 걱정하지 마세요. 이것은 만출반사의 일부분입니다.
- 만약 대변이 나온다면, 화장지로 질에서 먼 방향으로 깨끗이 닦습니다.
- 아기는 한 번의 수축에 나올 수도 있고, 아니면 여러 번의 수축에 나오기도 합니다. 아기를 당기지 않으면서 받도록 합니다. 산모의 자궁이 일을 하게 놔둡니다. 그냥 아이가 여러분의 손으로 나오도록 합니다. 머리를 약간 늘어지게 두면 어깨가 나오는 데 도움이 됩니다.
- 만약 탯줄이 아기의 목을 감고 있으면 풀어주세요.
- 만약 산모가 쪼그려 앉기 자세를 하고 있다면, 아기를 아래를 보게 하여 산모 발 사이에서 약 30초 정도 들어 체액이 빠지도록 하고, 그러고 나서 산모가 아기를 들어 안게 합니다.
- 산모가 네발 자세에 있다면, 아기를 아래를 보게 해 잠시 들고, 그러고는 산모 다리 사이로 아이를 넘겨줍니다.
- 산모는 아기를 들고 똑바로 앉아야 합니다. 만약 체액이 많이 흘러나온다면, 깨끗한 시트나 수건 위로 이동합니다.
- 담요, 수건, 코트 또는 가지고 있는 것들을 사용해 산모와 아기 모두 따뜻하게 합니다. 아기 머리의 윗부분도 덮여있어야 합니다.
- 앉아서 산모와 아기와 함께 평온한 시간을 잠시 즐깁니다. 아기를 가슴에 두어 자궁 수축을 자극하도록 합니다.
- 조산사나 의사에게 전화를 하여 오게 합니다.
- 만약 태반이 산모 다리 사이로 나온다면, 그릇에 둡니다. 탯줄은 자르지 않도록 합니다. 탯줄은 자연적으로 박동이 멈추고 스스로 단절됩니다.

- 태반이 나온 후에 자궁은 수축하여 자몽 정도로 크고 단단할 것입니다. 수축하지 않으면, 배를 세게 마사지하여 자궁이 수축하도록 자극합니다.
- 여러분이 가지고 있으면, 산모에게 아르니카(arnica 30x) 또는 바흐 레스큐 레미디(Bach rescue remedy)와 설탕이나 꿀을 탄 차 한 잔을 줍니다.
- 이전에 주전자에 끓였다가 식혀놓은 물을 사용해 산모의 회음부를 씻거나, 더 좋은 방법은 따뜻한 물 한 사발 위에서 쪼그려 앉게 하는 것입니다. 그러고 나서 다리 사이에 놓을 생리대나 깨끗한 수건을 주고, 그리고 팬티를 줍니다.
- 산모를 집에 혼자 두지 않습니다.

만약 출산이 택시 안이나 다른 특이한 곳에서 일어나면, 당황하지 말고 산모를 안심시킨 뒤 아기를 받고 산모와 아기를 따뜻하게 합니다.

참고문헌

🗀 1장

1. A Prentice and T.Lind, "Fetal Heatrate Monitoring during Labour—Too Frequent Intervention, Too Little Benefit?" Lancet 2, no. 8572 (December1987):1375-77.

2. Diana Korte and Roberta Scaer, A Good Birth, a Safe Birth: Choosing and Having the Childbirth Experience You Want, rev. ed. (Boston:Harvard Commom Press, 1992).

3. Doris Haire, "Drugs in Labor," Childbirth Educator, Spring 1987.

4. W. Bowes et al., "The Side Effecte of Obstetrical Medication on Fetus and Infant," Monographs of the Society for Research in Child Development 35, no. 137 (June 1970); T. Berry Brazelton, "Effect of Maternal Medications on the Neonate and His Behavior," Jorenal of pediatrics 58:513-18; D.Rosenblatt, :The Infiuence of Maternal Analgesia on Neonatal Behaviour," Journal of Ob-stetrics and Gynaecology of the British Commonwealth 88 (April 1981) : 398-406; R.Kron, "Newborn Sucking Behavior Affected by Obstetric Sedation," Journal of Pediatrics 37:1012-16.

5. D.Rosenblatt, "The Infiuence of Maternal Analresia on Neonatal Behaviour."

6. I. J. Hoult, A. H. MacLennon, and L. E. S. Carrie, "Lumbar Epidural Analgesia in Labour: Relation to Fetal Malposition and I Instrmental Delivery," British Medical Journal 1, no.6052(January 1977):14-16.

7. D. Rosenblatt, "The Influence of Maternal Analgesia on Neonatal Behav-iour. "

8. Doris Haire, "The Cultural Warping of Childbirth," Childbirth Educator, Spring 1987.

9. P. Hubinot et al., "Effects of Vacuum Extractor and Obsterical Forceps on the Foetus and Newborn-a Comparison," World Congress on Gynaecology and Obstetrics, Sydney, Austealia, 1967.

10. D. Rosenbelatt, "Epidural Buvacaine," Journal of Obstetrics and Gynaecol-ogy of the British Commonwealth 88(April1981):407-17; "Regionals Can pro-long labor," Medical World News, 15 October 1971, p. 41; N.Potter and R. D. Macdonald, "Obstetric Consequences of Epidural Analgrsia on Nulliparous Patients," Lancer 1, no 7708 (May 1971):1031-34; L. Hellman and J. Prichard, Williams Obstetrics, 14th ed. (NY : Appleton-Century-Crofts, 1971).

11. Haire, Doris, "Drugs in Labor."

12. R. W. Taylor and M. Taylor, "Misuse of Oxytocin in Labor," Lancet1, no.8581 (February 1988):352; I.Chalmers, H. Campbell, and A. Turnbull, "Use of Oxytocin and Incidence of Neonatal Jaundice," British Medical Journal2:116.

13. P.Steer et al., Journal of Obsterics and Gynaecology of the British Commonwealth 92(November 1985):1120-1126; H,Fields, "Induction of Labour:Methods, Hazards, Complications and Contraindications," Hospital Topics, De-cember 1968:63-68; H.Fields, "Complications of Elective Induction," Obstet-rics and Gynaecology 15:476-80; W. A. Liston and A. J. Campbell, "Dangers of Oxytocin Induced Labour to the Fetus" British

Medcal Journal 3, no.5931 (September 1974):606-7.

14. P. M. Dunn, "Francois Mauriceau (1637-1709) and Maternal Posture for Parturition," MIDIRSM MIdwifery Digest 1, no.2 (June 1991):71.

15. G. J. B. Englemann, Labor Among Primitive Peoples (Cleveland: Burke, 1882).

16. J. G. B. Russell, "Moulding of the Pelvic Outlet," Journal of Obstetrics and Gynaecology of the British Commonwealth 76(1969):817-20.

17. D. B. Scott and N. G. Kerr, "Inferior Vene Caval Pressure in Late Pregnancy," Journal of Obstetrics and Gynaecology of the British Commonwealth 70(1964):1044-1049.

18. A. M. Flynn et al., "Ambulation in Labour," British Medical Journal, Augist 1978:591-93.

19. R. Caldeyro-Barcia, "The Inflience of Maternal Position on Time of Spontaneous Rupture of the Menbranes, Progress of Labour and Fetal Head Compression," Birth and the Family Journal 6, no. 1(Spring 1979):7-15; I. N. Mitre, "The Influence of Maternal Position on Duration of the Activ Phade of Labour, " International Journal of Gynaecology and Obststrics 12, no 5(Septem-ber 1948):181-83; Y. C. Liu, "position during Labor and Delivert: History and Perspective," Journal of Nurse-Midwifery 24(1979):23-26.

20. P. M. Dunn, "Posture in Ladour," Lancet 1, no. 8062 (March1978):492-97,1978.

21. M. C. Botha, :The Management of the Umbilical Cord in Labour,"

22. A. Blankfield, "The Optiumum Position for Childbirth," Medical Journal of Australia 2 (1965):666-68; F. H. Howard, "Delivery in the Physiologic

Posi-tion," Obstetrics and Gynaecology 11(1958):318-22; I. Grisivk, "Position in Labour," Obstetrics-Gynaecology Observer, September 1968; N. netton and M. Newton, "The Propped Position for the Seeond Stage of Labour," Obstetrics and Gynaeciligy 15 (1960):28-34

23. Michel Odent, "Towards Less Mechanized Childbirth: The Pithiviers Experience," in Advances in International Maternal and Child Health 5, ed. D. B. Jelliffe and E. F. P. Jelliffe(Oxfird: Clarendon Press, 1985)

24. In Planned Home Birth in Industrialized Countries, a report Odent wrote for the World Health Organization(Copenhagen: World Health Oranization, 1991), he stated: "The priority must be to challenge the universal propaganda that home birth is dangerous. . . The best means by which to challenge the current beliefs are the statistics from the Netherlands. . . The Netherlands is the only industrialized country where one-third of all birts happen at home. The Netherlands is also the only country Where they can recibcile a perinatal mortality rate lower then 10 per 1,000,a maternal mortality rate lower than 1 per 10,000, and a rate of caesarean section of around 6%. "

25. At this writing the Active Birth Unit at the Garden Hospital is facing closure. It will have moved to different premises in February 1992. For the new address, contact the Active Birth Centre(see "Resources").

⬜ 6장

1. MIDIRSDatadase on Position and Ambulation in Labour (Bristol, England: Midwives Information and Resource Service).

2. Michel Odent, "The Fetus Ejection Reflex Revisited," Birth 14 (June 1987);

N. Newton, "The Fetus Ejection Reflex Revisited," Birth 14 (June 1987).

3. N. Newton, D. Foshee, and M. Newton, "Experimental Inhition of Labour through Environmental Disturbance," Obstetrics and Gynaecology 67(1966):371-77.

□ 7장

1 . A Pretice and T. Lind, "Fetal Heartrate Monitoring during Labor-Too Frequent Interven, Too Little Benefit?"

2. Sheila Kitzinger, ed., Episiotomy-Physical and Emotional Aspects (London: National Childbirth Trust, 1981), p. 6.

3. Penny Simkin, Te Birth Partner(Boston:Harvard Common Press, 1989), p.172.

□ 8장

1. Eric Sidenbladh, Water Babies(London:Adam & Charles Black, 1983); Karil Daniels, The Water Baby Information Book (San Francisco: Point of View Productions, 1990).

2 . Michel Odent, "Birth under Water," Lancet 2, no.8355/8356 (December1983):1476-77.

3. Michel Odent, Birth Reborn(New York:Pantheon, 1984).

4. Michel Odent, "Birth under Water,"

5. International contacts for water birth and a video entitled Water Baby-Experiences of Water Birth can be obtained from karil Daniels of Point of View Productions (see "Resources").

6. Michel Odent, "Birth under Water."

7. M. Rosenthal, "Water Birth : An American Experience," in The Water

Baby Information Book, ed. Karil Daniels.

8. Igor Tjarkovsky maintains that the partner's enter's entering the pool is unlikely to increase the risk of infection if the partner and mother normally share the same bacteriological environment.

📖 9장

1. Michel Odent, Primal Health(London: Centure Hutchinson, 1986).
2. Sally Inch, Birthrights: A Parens' Guide to Modern Childbirth, 2nd ed. (London: Green Print Merlin Press, 1989).

권장 도서

📖 Exercise

- Noble, Elizabeth. Essential Exercises for the Childbearing Year, 3rd ed. Boston: Houghton Mifflin, 1988.
- Olkin, Sylvia Klein. Positive Pregnancy Fitness: A Guide to a More Comfortable Pregnancy and Easier Birth through Exercise and Relaxation. Wayne, N.J.: Avery Publishing Group, 1987.

📖 Pregnancy and Birth

- Balaskas, Janet. Natural Pregnancy: A Practical Holistic Guide to Wellbeing from Conception to birth. New York: Interlink, 1990.
- Balaskas, Janet, and Yehudi Gordon. The Encyclopedia of Pregnancy and Birth.
- London: Macdonald Orbis, 1987. (Available from the Active Birth Centre or ICEA by mail-order; see "Resources.")
- Baldwin, Rahima, and Terra Palmarini. Pregnant Feelings. Berkeley: Celestial Arts, 1986.
- Brewer, Gail Sforza, and Tom Brewer. What Every Pregnant Woman Should know: the truth about Diets and Drugs Pregnancy. New York: Penguin, 1985.
- Brewer, Gail Sforza, and Janice Green. Right from the Start: Meeting the Chal-lenges of Mothering your Unborn Baby. Emmaus, Penn.: Rodale, 1981.

- Davis, Elizabeth. Energetic Pregnancy. Berkeley: Celestial Arts, 1988.
- Kitinger, Sheila. The Complete Book of Pregnancy and Childbirth, rev. ed. New York: Knopf, 1989.
- Kitinger, Sheila. The Experience of Childbirth, 5th ed. New York: Penguin, 1984
- Kitinger, Sheila, and Penny Simkim, eds. Episiotomy and the Second Stage of Labor, 2nd ed. Seattle: Pennypress, 1986
- Leboyer, Frederick. Birth Without Violence. New York: Knopf, 1975.
- Noble, Elizabeth. Childbirth with Insight. Boston : Houghton Mifflin, 1983.
- Odent, Michel. Birth Reborn. New York: Pantheon, 1986.
- Panuthos, Claudia. Transformation through Birth: A Woman's Guide. South Hadley, Mass.: Bergin Garvey, 1984.
- Peterson, Gayle. Birthing Normally: A Personal Growth Approach to Childbirth, 2nd rev. ed. Berkeley : Mindvody Press, 1984.
- Peterson, Gayle, and Lewis Mehl. Pregnancy as Healing. Berkeley: Mindbody Press, 1984.
- Simkin, Penny, Janet Whalley, and Ann Keppler. Pregnancy, Childbirth, and the Newborn: A Complete Guide for Expectant Parents. Deephaven, Minn.: Meadowbrook Press, 1984.

▢ Home Birh and Midwifery

- Arms, Suzanne. Lmmaculate Deception: A New at Women and Childbirth. South Hadley, Mass.: Bergin & Garvey, 1984.
- Baldwin, Rahima. Special Delivery: The Complete Guide to Informed

Birth. Berkeley: Celestial Arts, 1986.

- Davis, Elizabeth. Heart and hands: A Midwife's Guide to pregnancy and Birth. Berkeley: Celestial Arts, 1987.

- Gaskin, Ina May. Spiritual MidWifery, 3rd ed. Summertown, Tenn.: Book Publishing Co.,1990.

- Haire, Doris. The Cultural Warping of Childbirth. Seattle: ICEA Supplies Cen-ter, 1972.

Cesarean Birth

- Cohen, Nancy Wainer, and Lois J. Estner. Silent Knife: Cesarean Prevention and Vaginal Birth after Cesarean. South Hadley, Mass.: Bergin & Garvey, 1983.

Partners

- Simkin, Penny. The Birth Parter: Everything You Need to Know to Help a Woman through Childbirth. Boston: Harvard Commom Press, 1989.

Water Birth

- Daniels, Karil, ed. The Water Baby Information Book. San Francisco: Point of View Productions, 1990.

- Balaskas, Janet, and Yehudi Gordon. Water Birth. London: Thorsons, 1990.

  (Availble by mail-order from the Active Birth Centre or ICEA; see "Resources.")

📖 Breastfeeding

- Huggins, Kathleen. The Nursing Mother's Companion, rev. ed. Boston: Harvard Common Press, 1990

- Kizinger, Sheila. The Experience of Breastfeeding, rev. ed. Penguin, 1985.

- La Leche League International. The Womanly Art of Breastfeeding, 4th ed. Franklin Park, III.: La Leche League International, 1987.

- Renfrew, Mary, Chloe Fisher, and Suzanne Arms. Bestfeeding, Getting Breasfeeding Right for You. Berkeley: Celestial Arts, 1990.

📖 Touch and Massage

- Montagu, Ashley. Touching: The Human Significance of the Skin, 3rd ed. New York: Harper and Row, 1986.

- Teeguarden, Iona. The joy of Feeling: Body-Mind Acupressure. Tokyo and New York: Japan Publications, 1987.